Tokolyse

Stellenwert beim vorzeitigen Blasensprung, bei gestörtem intrauterinem Wachstum und bei operativen Entbindungen

Herausgegeben von
W. Künzel und S. Darda

Mit 34 Abbildungen und 14 Tabellen

Springer-Verlag Berlin
Heidelberg GmbH 1984

Professor Dr. med. Wolfgang Künzel
Geschäftsführender Direktor
der Universitäts-Frauenklinik
und Hebammenschule Gießen
Klinikstraße 28,
6300 Gießen an der Lahn

Dr. rer. nat. Siegfried Darda
Leiter Pharma, Region Mitte
Boehringer Ingelheim KG
Postfach 200
6507 Ingelheim 1

CIP-Kurztitelaufnahme der Deutschen Bibliothek

Tokolyse: Stellenwert beim vorzeitigen Blasensprung, bei gestörtem intrauterinem Wachstum u. bei operativen Entbindungen / hrsg. von W. Künzel u. S. Darda. – Berlin ; Heidelberg ; New York ; Tokyo : Springer, 1984.

ISBN 978-3-540-13757-3 ISBN 978-3-642-93275-5 (eBook)
DOI 10.1007/978-3-642-93275-5

NE: Künzel, Wolfgang [Hrsg.]

2121/3140-543210

Vorwort

Die Einführung β-Rezeptoren-stimulierender Pharmaka in die Geburtshilfe vor etwa 15 Jahren hat das geburtshilfliche Management ganz entscheidend geprägt und beeinflußt. Schnelle operative Entscheidungen bei fetalen Notsituationen während der Geburt sind selten geworden. Vorzeitige Wehentätigkeit mit der Gefahr der frühen Beendigung der Schwangerschaft ist eine wesentliche Indikation für den Einsatz des Tokolytikums. Bei langer Anwendung uterusrelaxierender Pharmaka bleibt es nicht aus, daß Nebenwirkungen unterschiedlichen Schweregrades auftreten. Die in den einzelnen Publikationen berichteten Komplikationen und Gefahren der tokolytischen Therapie gilt es daher kritisch zu beleuchten und den Einsatz dieser Pharmaka in gewissen Bereichen neu zu überdenken. Diese Aufgaben erfüllen die in diesem Buch zusammengefaßten Referate und Diskussionen einer Fortbildungstagung, die in Bad Nauheim 1983 stattfand. So bestehen grundsätzliche Bedenken für eine tokolytische Therapie beim vorzeitigen Blasensprung, da die Ursache der frühen Ruptur der Membranen in näherer Genese nicht geklärt ist. Es ist denkbar, die Infektionsmorbidität des Fetus durch Verzögerung der Geburt zu erhöhen, obgleich das Ziel, eine bessere Ausreifung der fetalen Lunge durch die Tokolyse zu erreichen, sinnvoll erscheint. Hier ist es notwendig, das Schwangerschaftsalter in die Entscheidungshilfe für das therapeutische Vorgehen einzubeziehen.
Ungeklärt ist die Frage, welche Wirkungen die Tokolyse bei schwangerschaftsinduziertem Hochdruck entfaltet. Sie ist sicher bei der schweren Form der Gestose mit eingeschränktem intrauterinem Wachstum nachteilig, da die Kontraktionen des Uterus für die Beurteilung des fetalen Zustands notwendig sind. Auch Lungenkomplikationen sind beschrieben und in ihrer Genese jetzt weitgehend geklärt.

Einen hohen Stellenwert hat die Tokolyse bei der Leitung der Geburt erlangt. Die Regularisierung pathologischer Wehenformen gehört ebenso in den Indikationsbereich wie die Vorbereitung operativer Eingriffe und die Anwendung beim Kaiserschnitt.
β-Stimulatoren entfalten ihre Wirkung sowohl über β_1- als auch über β_2-Rezeptoren. Sie führen daher auch zu Nebenwirkungen am Herz-Kreislauf-System, meßbar am Anstieg der Herzfrequenz und am Abfall des Blutdrucks.
Die Kombination von Tokolytika und Magnesium sowie die simultane Verabreichung von β_1-selektiven Blockern stehen noch in der Diskussion. Die kontroverse Diskussion über die gleichzeitige Anwendung von Kalziumantagonisten bei der Tokolyse scheint dagegen abgeschlossen. Es hat sich gezeigt, daß sehr viel höhere Dosen von Verapamil notwendig sind, um eine kardioprotektive Wirkung zu entfalten. Denn die schützende Wirkung höherer Dosen werden mit dem Nachteil der Reizleitungsstörung am Herzen bis zum Herzstillstand erkauft.
Wenn es gelungen ist, mit der Zusammenstellung der Referate und Diskussionen das Verständnis für die Gefahren und die Nachteile der Tokolyse bei all ihren Vorteilen zu wecken, dann ist der Zweck des vorliegenden Buches erfüllt.

Gießen/Ingelheim, im Juni 1984

W. Künzel
S. Darda

Inhaltsverzeichnis

Mitarbeiterverzeichnis

Weidinger, H., Prof. Dr. med.
Chefarzt der Frauenklinik der Städtischen Krankenanstalten Bayreuth, Kulmbacher Str. 23, 8580 Bayreuth

Künzel, W., Prof. Dr. med.
Geschäftsführender Direktor der Universitäts-Frauenklinik und Hebammenschule Gießen, Klinikstr. 28, 6300 Gießen

Kastendieck, E., Prof. Dr. med.
Oberarzt der Universitäts-Frauenklinik und Hebammenschule Würzburg, Josef-Schneider-Str. 4, 8700 Würzburg

Grospietsch, G., Prof. Dr. med.
Oberarzt der Universitäts-Frauenklinik Göttingen, Humboldtallee 3, 3400 Göttingen

Wiest, W., PD Dr. med.
Oberarzt der Universitäts-Frauenklinik der Städtischen Krankenanstalten Mannheim, Postfach 23, 6800 Mannheim 1

Irmer, W., PD Dr. med.
Kaiser-Joseph-Str. 179, 7800 Freiburg

Tokolyse beim vorzeitigen Blasensprung?

H. Weidinger

Der vorzeitige Blasensprung (VBLS) wird in der Literatur mit unterschiedlicher Häufigkeit, nämlich zwischen 5 und 20%, angegeben [9]. Bei einem unreifen Kind – und nur bei einem solchen käme eine Tokolyse in Frage – wird er mit 2,4–3,2% angegeben [6]. Bei der Bayerischen Perinatalerhebung ergaben sich für 1980 unter der Bezeichnung „Blasensprung vor regelmäßigen Wehen" 18,4%, wobei sich für unsere Klinik 16,5% errechneten (Tabelle 1). Diese Zahl verringert sich jedoch insgesamt um mehr als die Hälfte, wenn man in

Tabelle 1. Häufigkeit des vorzeitigen Blasensprunges (VBLS). Bayerische Perinatalerhebung, (BPE), Frauenklinik Bayreuth (BTH)

Quelle	VBLS [%]
Literatur	5–20
BPE (1980)	18,4
BTH	16,5

VBLS bei 4800 Geburten, unterteilt nach reifen und unreifen Feten.

reifes Kind ≥ 37. SSW < unreifes Kind
(LZ – Geburtsbeginn
≥ h)

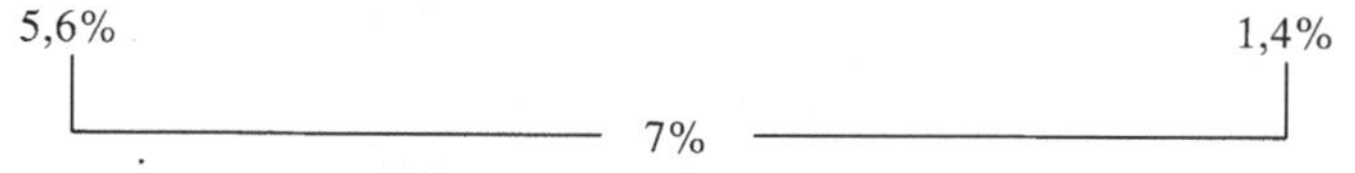

vorzeitigen Blasensprung bei unreifem und bei reifem Kind unterteilt und bei reifem Kind zur sicheren Abgrenzung des Geburtsbeginns mit regelmäßiger Wehentätigkeit eine Latenzzeit von mindestens 4h fordert. Bei unreifem Kind ist in unserem Patientenkollektiv (ausgewertet 4800 Einlingsschwangerschaften und Geburten) die Häufigkeit des vorzeitigen Blasensprungs 1,4%. Diese Zahlen führen wir auf unsere relativ großzügige Indikationsstellung zu Zervixcerclage und Tokolyse zurück [1,2,3]. Die geringe Zahl von 1,4% vorzeitigen Blasensprüngen bei unreifem Kind, bezogen auf das Gesamtkollektiv der Einlingsgeburten, erhält eine andere Wertung, wenn man diese nur auf die Frühgeburten bezieht. Von 87 Frühgeburten bis zur vollendeten 36. Schwangerschaftswoche der Jahrgänge 1979 und 1980 erfolgten 51, das sind fast zwei Drittel, infolge eines vorzeitigen Blasensprungs. Bei 24 von 41 war keine Tokolyse erfolgt oder keine Tokolyse mehr möglich. Bei Cerclage und Tokolyse sind unter den vorzeitig endenden Schwangerschaften 47% Blasensprünge zu finden (Tabelle 2). Es zeigt sich, daß ein Großteil von Schwangerschaften mit unmittelbar drohender Frühgeburt infolge von Amnionruptur nicht über die 36. Schwangerschaftswoche hinauskam. Das bedeutet, daß mit der Therapie einer unmittelbar drohenden Frühgeburt häufig die Behandlung eines vorzeitigen Blasensprungs verbunden ist.

Wenn bei unreifem Kind vor der 36. Schwangerschaftswoche ein Blasensprung eintritt und die Schwangerschaft prolongiert wird, so ist damit die Gefahr eines Amnioninfektionssyndroms (AIS) verbunden. Dieses Amnioninfektionssyndrom wird in der Literatur prozentual noch unterschiedlicher angegeben als der vorzeitige Blasensprung

Tabelle 2. Vorzeitiger Blasensprung (VBLS) bei 87 Einlingsgeburten in der 36. SSW aus 2 Jahrgängen (1979/1980) (T = Tokylyse, C = Cerclage)

Therapie	n	VBLS n	VBLS [%]	Kein VBLS
Ohne Therapie	41	24	(58)	17
T	16	13	(81)	3
C + T	30	14	(47)	16
	87	51	(59)	36

selbst. Die Zahlen schwanken zwischen 3 und 25% [1]. Diese Schwankungen sind sicher dadurch bedingt, daß es sich um nicht einheitliche Kollektive und um Unterschiede in der Definition handelt.

Einerseits werden durch die zunehmende Dauer der Latenzzeit die Inzidenz des AIS und die auf die aszendierte Infektion zurückgeführte perinatale Mortaliät und auch die mütterliche Morbidität erhöht; andererseits führen Latenzzeitverlängerungen zu höheren Geburtsgewichten der Feten und damit zur Senkung der Mortalität. Da nach neueren Erkenntnissen der VBLS beim unreifen Kind mit einer Akzeleration der fetalen Lungenreife verbunden ist, die von der Dauer der Latenzzeit abhängt, sind über die Senkung des Atemnotsyndroms des Neugeborenen weitere Auswirkungen auf die perinatale Mortalität gegeben. Des weiteren kann die Latenzzeit zur medikamentösen Unterstützung der Lungenreife mit Kortikosteroiden oder Ambroxol genutzt werden.

Einerseits sind VBLS, moderne interne Überwachung des Fetus während der Geburt, häufige vaginale Untersuchungen und auch Wehen sich addierende Risikofaktoren für eine intrauterine Infektion [6], wobei im Fall einer Sectio für die Mutter noch ein weiteres Risiko dazukommt; andererseits kann durch die modernen Antibiotika der infektiösen Morbidität von Mutter und Kind wirkungsvoll entgegengetreten werden [5]. Ein weiterer Aspekt ist die mit steigender Schwangerschaftswochenzahl vorhandene antibakterielle Aktivität des Fruchtwassers, für die es nach neueren Untersuchungen verschiedene indirekte und direkte Beweise gibt.

Die Fragestellung lautet vereinfacht: Soll man nach vorzeitigem Blasensprung bald entbinden und ein Atmenotsyndrom des Kindes riskieren oder die Entbindung aufschieben und das höhere Infektionsrisiko von Mutter und Kind in Kauf nehmen [7]? Damit sind die extremen Grenzen aufgezeigt, zwischen denen sich die Behandlung des VBLS bewegt.

Es verwundert nicht, daß das Vorgehen beim vorzeitigen Blasensprung sehr unterschiedlich sein muß. Es reicht vom aggressiven über ein bedingt konservatives bis zum rein konservativen Verhalten.

Das mögliche Vorgehen bei vorzeitigem Blasensprung oder unreifem Kind ist in der folgenden Übersicht dargestellt. Auch wenn Zeichen eines Amnioninfektionssyndroms fehlen, bedienen sich manche Autoren wegen des Amnioninfektionsrisikos eines aggressiven Vorgehens. Dabei wird unterschiedlich vorgegangen; entweder wird nach 12, 24 oder 48 h Latenzzeit zum vorzeitigen Blasensprung die Geburt zu beenden versucht. Dieses meist von amerikanischen Autoren geübte Verhalten ist bedingt aggressiv, wenn vorher noch eine Induktion der fetalen Lungenreife mit Kortikosteroiden oder Abroxol durchgeführt wird [8, 9, 11]. Neuerdings läßt sich aber auch in der angloamerikanischen Literatur ein Trend zum expektativen Verhalten beobachten. Es wird mehr die Schwangerschaftswoche des vorzeitigen Blasensprungs berücksichtigt und mindestens bis zum Nachweis der fetalen Lungenreife durch entsprechende Verfahren abgewartet.

Verschiedene Verhaltensweisen bei vorzeitigem Blasensprung (VBLS) und unreifem Kind (Voraussetzung: fehlende Zeichen eines AIS)

1. aggressiv: nach Latenzzeit > 12, 24 oder 48 h
2. bedingt aggressiv: nach Induktion der Lungenreife
3. exspektativ: bis zu spontanem Wehenbeginn
4. bedingt exspektativ: bis zum Nachweis der Lungenreife
5. konservativ: bis Zeichen eines AIS auftreten
6. tokolytisch-konservativ: bis zur unaufhaltsamen Wehentätigkeit

In der Frauenklinik Bayreuth mit jährlich 1200–1300 Geburten behandelten wir den vorzeitigen Blasensprung bis 1979 expektativ-konservativ und seit 1980 tokolytisch-konservativ. Im 1. Behandlungszeitraum bei expektativ-konservativer Therapie fanden wir bei 130 Blasensprüngen 15 Amnioninfektionssyndrome, bei tokoloytisch-konservativer Therapie bei 101 Blasensprüngen 14 Amnioninfektionssyndrome (Tabelle 3). Dadurch könnte der Eindruck entstehen, daß

Tabelle 3. Amnioninfektionssyndrom (AIS) bei vorzeitigem Blasensprung

Therapie		AIS	
	n	n	[%]
Tokolyse (Partusisten)	101	14	(13,9)
Konventionelle Behandlung	130	15	(11,5)

durch das tokolytisch-konservative Vorgehen ein schlechteres Ergebnis erzielt wird, denn das Amnioninfektionssyndrom trat hier gehäufter auf. Der Unterschied ist aber statistisch nicht signifikant, und es wurde beim tokolytisch-konservativen Vorgehen erreicht, daß die Tragzeit verlängert wurde und die Feten in eine höhere Gewichtsklasse mit entsprechend besseren Chancen hineinkamen. Unter Berücksichtigung der Tatsache, daß in der Literatur das Amnioninfektionssyndrom zwischen 3 und 25% liegt, liegen unsere Zahlen in der Mitte.

In Abb. 1 und 2 sind die an unserer Klinik gewonnenen wichtigsten Daten bezüglich des vorzeitigen Blasensprungs mit folgender tokolytisch-konservativer Behandlung, bezüglich des Amnioninfektionssyndroms, der perinatalen Mortalität und Antibiose sowie der vaginalen Antisepsis korreliert, die Graphiken beziehen sich auf 4000 Geburten. In der Zwischenzeit haben wir größere Zahlen ausgewertet, wodurch sich aber eine Änderung der dargestellten Prozentzahlen nicht ergeben hat. Die mit der Tokolyse erzielten Latenzzeiten vom Blasen-

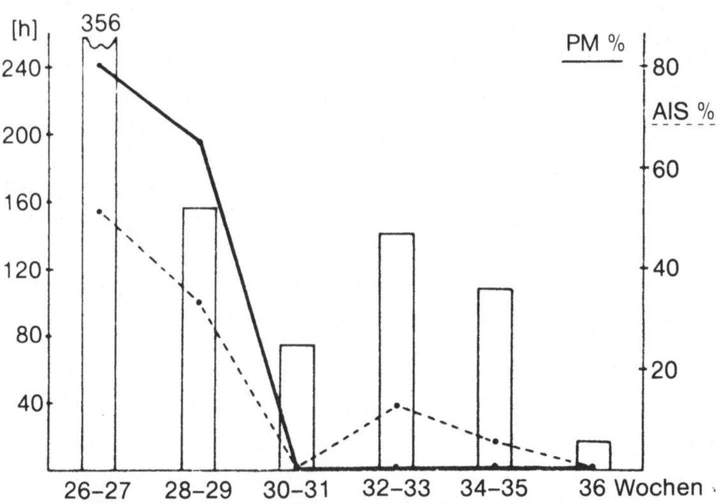

Abb. 1. Beziehungen zwischen mittlerer Latenzzeit in Stunden [h] (Säulen), Prozentsatz des histologisch gesicherten Amnioninfektionssyndroms (AIS), (gestrichelte Kurve) und perinataler Mortalität (PM) (durchgezogene Kurve) in bezug zu den jeweiligen Wochen des Blasensprungereignisses (26.–36.. Woche) mit folgender tokolytisch-konservativer Behandlung

sprung bis zum Geburtsbeginn (in Säulen dargestellt) sind in den niedrigeren Schwangerschaftswochen relativ lang. Obwohl eine erhöhte Zahl an Amnioninfektionssyndromen in Kauf genommen werden muß, können die in der 28./29. Schwangerschaftswoche erzielten Latenzzeiten bereits zu einem Überleben des Kindes mit anschließender unauffälliger Entwicklung führen. Dies gelingt besonders eindrucksvoll bei einem Blasensprung ab der 30. Schwangerschaftswoche. Von hier ab treten Amnioninfektionssyndrome nur noch vereinzelt auf. Sie konnten alle klinisch gut beherrscht werden. Die Mortalität der Neugeborenen beträgt ab der 30. Schwangerschaftswoche Null (Abb. 1) mit anschließender unauffälliger Entwicklung während des stationären Aufenthalts, wobei die in die Kinderklinik verlegten Säuglinge antibiotisch abgedeckt wurden. Bei vorzeitigem Blasensprung wurden Antibiotika nicht prophylaktisch appliziert, jedoch Kortikosteroidgaben unter Antibiotikumschutz gestellt. Hingegen wurde immer die vaginale Bakterizidie mit regelmäßigen Einlagen von Betaisodonavaginaltabletten durchgeführt. Es lassen sich 3 Gruppen von Patientinnen unterscheiden (Abb. 2). In der 26.–29. Woche (Gruppe I) nimmt das AIS entsprechend der Latenzzeit des Blasensprungs ab. Das geschieht unabhängig von der Antibiotikumgabe, da in der 28./29. Woche keine verabreicht worden sind. Daß hier trotz einer mittleren Latenzzeit von 155h nur 1 AIS (= 33%) aufgetreten ist, darf möglicherweise als Erfolg der vaginalen Mikrobizidie gewertet werden. In der 30.–35. Woche (Gruppe II) treten dann nur noch 2 Amnioninfektionssyndrome auf. Sie sind in den Schwangerschaftswochen 32/33 und 34/35 mit ebenfalls sehr langen Latenzzeiten (141 bzw. 110h) zu finden. Die Antibiotikumgabe verhält sich dazu spiegelbildlich, d.h. ihr hier geringerer Einsatz könnte das Auftreten der beiden Fälle begünstigt haben. Unproblematisch sind die Ergebnisse in der 36. Woche (Gruppe III); sie sind mit denen der reifen Kinder (≥ 37. Woche) vergleichbar. Daß in diesem zusammengenommenen großen Kollektiv keine histologisch gesicherten Amnioninfektionssyndrome mehr auftraten, ist sicherlich auf die kürzeren Latenzzeiten des Blasensprungs zurückzuführen. Doch könnte dazu die beschriebene vaginale Antisepsis, die wir bis 1980 mit Betaisodona und danach mit Hexetidin durchführten, beigetragen haben. 1977–1980 verwendeten wir zur vaginalen Antisepsis PVP-Jod (20 mg, 3 mal täglich) in Form von Vaginalsuppositorien [10]. Seit 1981 verwenden wir ausschließlich

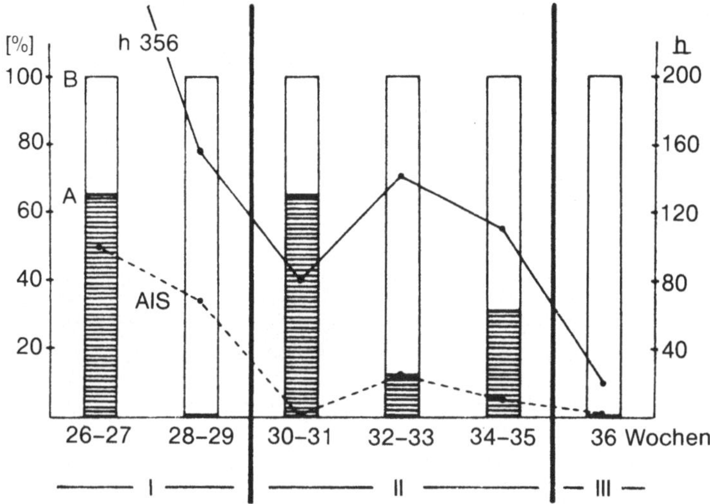

Abb. 2. Beziehungen zwischen mittlerer Latenzzeit in Stunden (durchgezogene Kurve), Prozentsatz des histologisch gesicherten Amnioninfektionssyndroms (AIS), gestrichelte Kurve), Antibiotikagabe (A), (quergestrichene Säulen) und vaginaler Antisepsis mit Betaisodona (B), (leere Säulen) in bezug zu den jeweiligen Schwangerschaftswochen des Blasensprungereignisses (26.–36. Woche) mit folgender tokolytisch-konservativer Behandlung (I–III Patientengruppen)

Hexetidin (10 mg) in Kombination entweder mit 5 mg Milchsäure oder 20 mg Weinsäure (2 mal täglich) in Form von Vaginaltabletten. Hexetidin ist eine seit langem bekannte bakeriostatisch und bakterizid wirkende Substanz, die insbesondere im sauren Milieu wirkt. Sie wurde für gynäkologische Zwecke nur in den USA verwendet. Die Kombination mit Milch- bzw. Weinsäure wählten wir nicht nur, weil die bakterizide Wirkung von Hexetidin im sauren Milieu besser ist, sondern auch, weil beim vorzeitigen Blasensprung das entstehende alkalische Milieu dadurch wieder zum sauren pH hin verschoben wird. Zur Untersuchung der bakteriziden Wirkung von PVP-Jod bzw. Hexetidin bei vaginaler Anwendung führten wir 348 bakteriologische Kontrollen bei vorzeitigem Blasensprung und 149 ohne vorzeitigen Blasensprung durch. Es wurde immer eine Kontrolle aus der Vagina

Tabelle 4. Positive Kultur vor und nach ($\bar{x} = 40$ h) Applikation von Hexetidin (+ Milchsäure); (n = 89)

VBLS	n	∅	Verminderung	keine Verminderung	neu
Aerob. St.	4	1	2	–	8
Aerob. K.	4	1	1	1	4
Anaerobier	4	2	1	1	–
Mykose	1	–	–	1	–
Döderlein-Stäbchen	11	8	3	–	2

Kein VBLS	n	∅	Verminderung	keine Verminderung	neu
Aerob. St.	12	6	3	3	6
Aerob. K.	13	6	1	6	1
Anaerobier	6	5	1	–	–
Mykose	7	4	3	–	–
Döderlein-Stäbchen	59	21	20	15	8

Tabelle 5. Positive Kultur vor und nach ($\bar{x} = 20$ h) Applikation von PVP-Jod; (n = 23)

VBLS	n	∅	Verminderung	keine Verminderung	neu
Aerob. St.	2	–	1	1	1
Aerob. K.	–	1	–	–	–
Anaerobier	–	–	–	–	–
Mykose	–	–	–	–	–
Döderlein-Stäbchen	–	–	–	–	–

Kein VBLS	n	∅	Verminderung	keine Verminderung	neu
Aerob. St.	3	1	2	–	1
Aerob. K.	3	1	–	2	1
Anaerobier	1	–	–	1	–
Mykose	4	1	2	1	1
Döderlein-Stäbchen	16	4	5	7	–

und eine aus dem Zervikalkanal durchgeführt. In 78 Fällen wurden auch die Plazenta histologisch zur Prüfung eines eventuellen Amnioninfektionssyndroms untersucht.

In Tabelle 4 sind 89 Fälle mit Hexetidin, mit und ohne vorzeitigen Blasensprung, und in Tabelle 5 das gleiche bei 23 Fällen mit PVP-Jod, ebenfalls mit und ohne vorzeitigen Blasensprung, aufgetragen. Es sind dies diejenigen Fälle, bei denen der Abstrich aus Vagina und Zervix das gleiche bakteriologische Ergebnis zeigten. Es ist interessant, daß die Erfolgsrate weder bei PVP-Jod noch bei Hexetidin sehr hoch war. Am überraschendsten für uns war, daß PVP-Jod Mykosen kaum beeinflußte. Andererseits wurde durch PVP-Jod die Döderlein Flora stark, durch Hexetidin und Milchsäure hingegen kaum beeinflußt.

Fassen wir unsere bakteriologischen Kontrollen zusammen (Tabelle 6), so zeigt sich, daß 80% der Schwangeren mit und 50% ohne Blasensprung bereits eine Keimbesiedlung der Vagina und Zervix hatten, als sie in die Klinik aufgenommen wurden. Diese Keimbesiedlung bei vorzeitigem Blasensprung konnte weder mit PVP-Jod noch mit Hexetidin beseitigt werden. Anders ohne Blasensprung: Hier konnten die Keime durch PVP-Jod auf 33% und durch Hexetidin auf 25% reduziert werden.

Tabelle 6. Positive Kultur in Vagina und Zervix

	Vor der	Nach der Behandlung mit	
	Behandlung	PVp-Jod	Hexetidin
[%]	[%]	[%]	[%]
VBLS	80	75	80
Kein VBLS	50	33	25

Bei einer so hohen Rate der Keimbesiedlung muß in vielen Fällen damit gerechnet werden, daß bereits eine Aszension der Keime stattgefunden hat (Abb. 3). Deshalb müssen wir wenigstens durch lokale Antiseptika die Keimzahl reduzieren bzw. eine weitere Aszension verhindern. Wir tun das seit 2½ Jahren mit Hexetidin. Außerdem geben wir bei vorzeitigem Blasensprung wegen der unbekannten Aszensionsrate systemisch Antibiotika. Eine weitere Methode, die wir ebenfalls bei vorzeitigem Blasensprung in der Frühschwangerschaft mit Erfolg anwenden, ist die Fibrinklebung des Zervikalkanals.

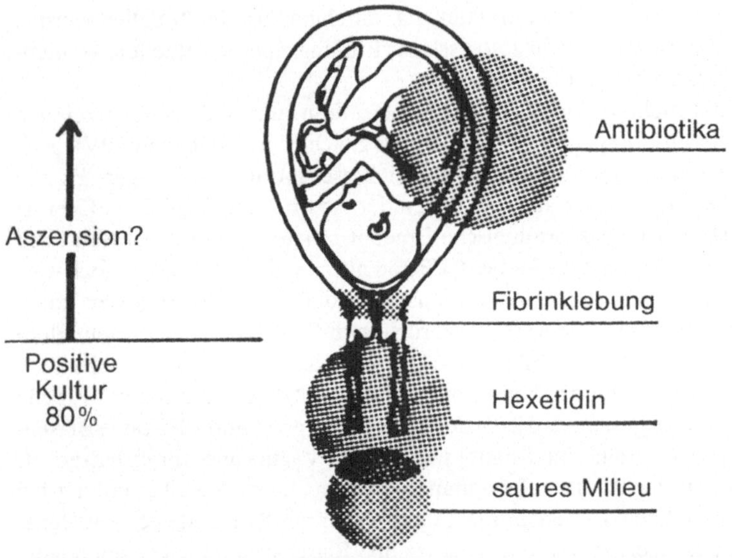

Abb. 3. Vermeidung bakterieller Invasion

Grundsätzlich führen wir vor der 33. Schwangerschaftswoche (Abb. 4) bei vorzeitigem Blasensprung eine Antibiose durch. Nach der 36. Woche geben wir Antibiotika nur noch perioperativ bei Sectio caesarea. Eine Tokolyse führen wir, wenn keine Kontraindikationen vorlie-

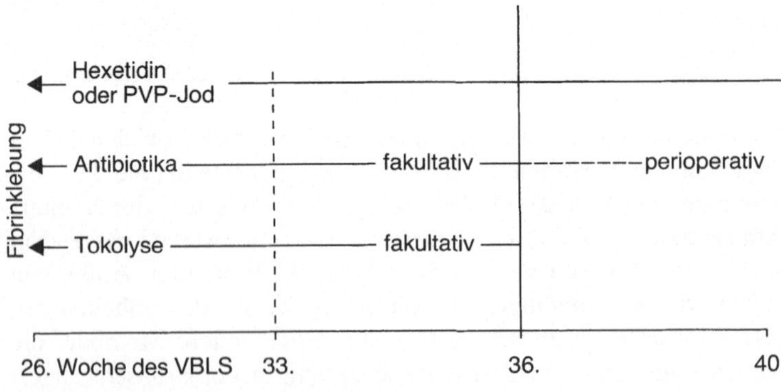

Abb. 4. Management bei vorzeitigem Blasensprung

gen, immer bis zur 33. und fakultativ bis zur 36. Schwangerschaftswoche durch. Immer geben wir bei vorzeitigem Blasensprung, aber auch ohne vorzeitigen Blasensprung, bei vorzeitiger Wehentätigkeit oder zervikaler Insuffizienz Hexetidin zur vaginalen Antisepsis bis zur 40. Schwangerschaftswoche.
Wir wissen, daß weder PVP-Jod noch Hexetidin bei vorzeitigem Blasensprung in der Lage sind, alle Keime zu eliminieren, aber die Keime werden zumindest so reduziert, daß sie klinisch irrelevant bleiben, d.h. eine massive Invasion verhindert wird.
Warum geben wir Hexetidin an Stelle von PVP-Jod? Wir wollen eine Alternative, die keine Gefahr für die fetale Schilddrüse durch Jodabsorption mit sich bringt. Außerdem suchten wir nach einem Antiseptikum, das im Gegensatz zu PVP-Jod die Fibrinklebung nicht auflöst. Schließlich wollten wir den braunen Ausfluß, der durch PVP-Jod entsteht und die Patientin manchmal beunruhigt, vermeiden.
Wir glauben, daß aufgrund unserer Untersuchungen die konservative tokolytische Behandlung des vorzeitigen Blasensprungs für den unreifen Fetus berechtigt und erfolgreich ist. Dabei müssen, den besonderen Bedingungen dieser Behandlung entsprechend, einige Punkte gut beachtet werden:

1. Die Behandlung ist frühestens ab der 26./27. Woche des VBLS erfolgversprechend.
2. Den Kontraindikationen für die Tokolyse bzw. deren Fortführung ist unbedingt Folge zu leisten. Insbesondere den Frühzeichen und Symptomen eines AIS ist ständige Aufmerksamkeit zu schenken, besonders mütterlichem Fieber!
3. Die kontinuierliche vaginale Antisepsis mit mikrobiziden Substanzen, wobei wir Hexetidin verwenden, ist sehr empfehlenswert.
4. Die Antibiotikumgabe ist ständig großzügig zu prüfen. Beim manifesten AIS ist sie obligat.
5. Die sofortige Behandlung des unreifen Neugeborenen mit Antibiotika ist nach langer Latenzzeit des VBLS sehr zu empfehlen; nach manifestem AIS ist sie absolut zu empfehlen.
6. Im Fall einer Schnittentbindung ist nach VBLS die Antibiotikumgabe dringend zu empfehlen, auch wenn klinisch kein Zeichen eines AIS vorliegt.

Diskussion

Frage: Was geschieht bei ständiger Verabreichung von PVP-Jod mit der Vaginalflora?

Weidinger: In den Tabellen 4 und 5 ist dargestellt, daß mit PVP-Jod die Döderlein-Flora stark reduziert wird, mit Hexetidin hingegen wenig oder kaum. Das ist das Eine. Das Andere ist, daß wir Hexetidin als Vaginaleinlagen in Kombination mit Milchsäure verabreichten. Die Vaginaltablette ist also ein Preßling, der uns von der pharmazeutischen Industrie (Fa. Artesan, Lüchow) hergestellt wurde und aus Hexetidin und Milchsäure besteht.

Frage: Wie lange führen Sie eine Tokolyse bei vorzeitigem Blasensprung durch?

Weidinger: Wir tokolysieren nicht über die 36. Woche hinaus. Nach unten würde ich keine Grenze setzen, solange keine Anzeichen für ein Amnioninfektionssyndrom auftreten. Sie haben gesehen, daß wir in diesem Bereich sehr wenige Amnioninfektionssyndrome hatten und die Kinder alle überlebten. Bei Anzeichen von AIS wird die Tokolyse selbstverständlich sofort abgebrochen und es wird versucht zu entbinden oder – heute häufiger als früher – eine Sectio caesarea durchzuführen. Dies natürlich mit perioperativer Antibiose. Das Neugeborene wird ebenfalls antibiotisch abgedeckt.

Frage: Wann geben Sie beim vorzeitigen Blasensprung Kortison, und wie häufig tritt das Amnioninfektionssyndrom auf?

Weidinger: Kortison habe ich aus 2 Gründen nicht erwähnt: 1. weil wir in letzter Zeit eine Ambroxolstudie durchführen, d.h. mit anderen Worten: wir geben jetzt anstelle von Kortison Ambroxol zur Lungenreifung. Unabhängig von dieser Ambroxolstudie haben wir bei der tokolytisch-konservativen Behandlung des vorzeitigen Blasensprungs, wenn wir gesehen haben, daß die Tokolyse nicht lange erfolgversprechend ist, unter allen Vorsichtsmaßregeln versucht, Kortison zu geben. Wir verwendeten Celestan. Wie wir glauben, auch mit Erfolg.

Zu Ihrer anderen Frage habe ich eingangs schon erwähnt, daß das AIS, das im Sinne einer Aszension entsteht, in der Literatur sehr unterschiedlich angegeben wird, und es gibt amerikanische Arbeiten, die besagen, daß das AIS in den letzten Jahren häufiger auftritt. Sie führen das auf die invasive apparative Diagnostik und die etablierte zu häufige vaginale Untersuchung zurück. Wir müssen uns darüber im klaren sein, daß sowohl die Wehentätigkeit als auch die häufige vaginale Untersuchung und natürlich auch das invasive Vorgehen das AIS fördert.
Wie man ein AIS ganz vermeiden kann, kann ich nicht beantworten. Ich bin aber davon überzeugt, daß bei nicht entsprechenden Vorsichtsmaßnahmen, d.h. bei unsachgemäßer Desinfektion, wozu auch das Waschen der Hände und das Abspülen der Vulva gehört, die Einschleppung von Keimen wahrscheinlicher wird.

Frage: Führen Sie beim vorzeitigen Blasensprung oder bei vorzeitiger Wehentätigkeit eine Cerclage durch?

Weidinger: Zur Ihrer Frage muß ich sagen, daß wir oft angegriffen werden, weil wir zuviele Cerclagen machen. Ich verstehe Ihren Standpunkt und muß zugeben, daß wir sehr häufig Cerclagen durchführen. Man muß hier sagen, daß die Cerclage nur aufgrund des Portiobefunds ausgeführt werden darf. Wobei man die Cerclage natürlich großzügig oder nicht großzügig indizieren kann.
Die vorzeitige Zervixreifung und der Blasensprung können sehr wohl kombiniert sein. Die Zervixerweichung beginnt möglicherweise durch eine Invasion im Rahmen einer Infektion am unteren Fruchtpol. Das wäre zumindest denkbar.

Frage: Zu Ihrer Therapie mit Hexitidin. In Ihrer Tabelle sind bei vorzeitigem Blasensprung in 80% Keime vor der Therapie und in 60% danach aufgelistet. Ist diese lokale Therapie mit PVP-Jod überhaupt effektiv?

Weidinger: Ja, das habe ich zum Schluß erwähnt: bei der Zeichnung des Uterus mit dem Feten (Abb. 3). Wir haben untersucht, ob in der Kultur etwas wächst oder nicht. Und dabei hat sich ergeben, daß sowohl nach PVP-Jodeinlage als auch nach Hexiditineinlage praktisch immer noch Keime nachweisbar sind. Es ist also ein rein quantitatives

Problem. Es ist aber sehr wichtig, daß eine starke Reduktion der Keime erreicht wird, und unsere Untersuchungen haben gezeigt, daß sowohl mit PVP-Jod als auch mit Hexiditin die Keime enorm reduziert werden, ja sogar um mehrere 100%. Die Reduktion der Keime vermindert doch die Gefahr der massiven Invasion.
Ohne vorzeitigen Blasensprung können mit der vaginalen Bakterizidie einige Keime völlig eliminiert werden, bei vorzeitigem Blasensprung werden sie aber nur vermindert.
Man sollte noch ein Wort zur Portionaht nach Saling bei vorzeitigem Blasensprung sagen. Ich glaube, es ist besser, diese zunächst großen Zentren zu überlassen. Es gibt einzelne Untersuchungen. Auch wir haben in einem Fall bei einer Schwangeren in der 24. Woche nach vorzeitigem Blasensprung bei entsprechender Geburtsanamnese einen Portioverschluß nach Saling durchgeführt. Es ging gut in diesem Fall. Wie es in anderen Fällen sein wird, wage ich nicht zu sagen. Ich würde jedenfalls im Augenblick noch davon abraten, einen totalen Portioverschluß bei vorzeitigem Blasensprung allgemein zu empfehlen.

Literatur

1. Conradt A, Weidinger H (1981) Tokolytisch-konservative Behandlung des vorzeitigen Blasensprungs mit Fenoterol (vaginale Antisepsis, fetales und mütterliches Risiko). Geburtshilfe Frauenheilkd 41: 702–713
2. Conradt A, Weidinger H (1982) Vorzeitiger Blasensprung. Wiss. Inf Milupa 7.8: 211–218
3. Conradt A, Weidinger H (1982) Tokolyse und vaginale Antiseptika bei vorzeitigem Blasensprung. In: Ludwig H, Heilmann L (Hrsg) Wehenhemmung. Ergebnisse des Hexoprenalinsymposiums in Essen. Springer, Berlin Heidelberg New York 260–265
4. Genz H-J (1979) Die Behandlung des vorzeitigen Blasensprungs durch Fibrinklebung. Med Welt 30/42: 1557–1559
5. Hirsch H A (1978) Die antibiotische Behandlung gynäkologischer Erkrankungen. Immun Infek 6: 140–145
6. Hirsch H A (1979) Ascending intrauterine infection in late pregnancy. Prevention and treatment. In: Thalhammer O, Baumgarten K, Pollak A (eds.) Perinatal medicine. Sixth European Congress, Vienna 1978. Thieme, Stuttgart, New York, pp 96–104

7. Miller J M, Pupkin M J, Crenshaw C, (1978) Premature labor and premature rupture of the membranes. Am J Obstet Gynecol 132: 1–6
8. Müller H, Kubli F (1975) Das Amnioninfektionssyndrom und die vorzeitige Amnionruptur – Die manifesten und die drohenden unspezifischen intrauterinen Infektionen des letzten Schwangerschaftsdrittels. Z Geburtshilfe Perinatol 179: 77–100
9. Plotz E J, Schander K (1977) Der vorzeitige Blasensprung (Ein schriftliches Symposioum). Geburtshilfe Frauenheilkd. 37: 997–1023
10. Weidinger H, Conradt A (1981) Modern management of cases with premature rupture of membranes: Fibrin sealing, infection prophylaxis with PVP-iodine, application of antibiotics, use of hexetidine, and clinical management. Moderator: Saling, E 2nd Internat. Meeting on Perinatal Medicine, Berlin, Dec. 1981.
11. Zsolnai B, Gyévai A, Weidinger H (1983) Induktion von osmiophilen Lamellenkörperchen durch Kortikosteroide, Fenoterol und Ambroxol in Lungengewebskulturen von menschlichen Feten. Z Geburtshilfe Perinatol 187: 100–103

Nachteile der Tokolyse bei gestörtem intrauterinem Wachstum

W. Künzel

Die Anwendung der Tokolyse bei Schwangeren, deren Kinder im Wachstum retardiert sind, beinhaltet Gefahren, deren pathophysiologische Mechanismen im folgenden näher erläutert werden sollen. Nicht generell ist eine Tokolyse bei vorzeitiger Wehentätigkeit sinnvoll, ja sie kann sogar nachteilig sein, da die Ursachen für eine Wachstumsretardierung vielgestaltig sein können (Übersicht Intrauterine Mangelentwicklung, *Archiv Gyn.* 1982). Grundsätzlich ist zwischen plazentaren Faktoren, maternalen Faktoren und den fetalen Faktoren der Störung zu unterscheiden (s. folgende Übersicht). Bei den fetalen Störungen liegen sehr häufig Mißbildungen zugrunde. Genetische Störungen chromosomaler Ursachen treten häufig in der Form der

Ursachen für intrauterine Mangelentwicklung	
Maternale Faktoren:	EPH-Syndrom Diabetes mellitus mit Angiopathie Uterusmißbildung Rauchen
Maternofetale Faktoren:	Infektionen – Röteln – Zytomegalie Mehrlingsschwangerschaft
Fetale Faktoren:	Genetische Störungen – Trisomie 18 – Trisomie 21 Mißbildungen

Trisomie 18 oder 21 auf. Infektionen, wie z. B. eine Rötelnembryopathie, können ebenso die Ursache einer Wachstumsretardierung sein. Maternale Faktoren haben ihre Ursache im wesentlichen in Veränderungen des kardiovaskulären Systems der Mutter. Sie betreffen insbesondere Störungen im Bereich der uteroplazentaren Zirkulation und werden beispielsweise durch einen schweren Diabetes mellitus hervorgerufen. Aber auch bei starken Raucherinnen ist das Wachstum des Kindes eingeschränkt.

Die Anwendung einer tokolytischen Therapie bei vorzeitiger Wehentätigkeit und gestörtem intrauterinem Wachstum muß sinnvoll sein. Sie wäre nicht indiziert, wenn genetische Störungen in Form der Trisomie 18 oder 21 nachweisbar sind oder wenn Mißbildungen die Ursache der vorzeitigen Wehentätigkeit bilden. Durch ein Ultraschallscreening sind deshalb zunächst fetale Mißbildungen vor einer tokolytischen Therapie grundsätzlich auszuschließen. Häufige klinische Zeichen bei 197 Müttern mit 20,4% wachstumsretardierten Feten zeigen aber auch, daß in 60% die Präeklampsie, die Hypertonie und die chronische Hypertonie Ursache der Wachstumsretardierung

Tabelle 1. Klinische Zeichen bei 197 Müttern mit 20,4% im Wachstum retardierten Kindern (Kontrollgruppe 1%) [5]

Klinische Zeichen	n	[%]
Präeklampsie	90	
Hypertonie bei Geburt	18	
Chronische Hypertonie	12	
	—	
	120	(60,9)
Abnormer Uterus	3	
Abnorme Plazenta	11	
Abnorme Nabelschnur	2	
Herzfehler	3	
	—	
	19	(9,6)
Vaginale Blutung	20	(10,1)
Andere Erkrankungen	38	(19,3)

waren. Ein abnormer Uterus, eine abnorme Plazenta, eine abnorme Nabelschnur führen in etwa 10% zu einer Wachstumsretardierung. Vaginale Blutungen können auch mit einer Wachstumsretardierung kombiniert sein (Tabelle 1) [5]. Etwa 70% der Wachstumsretardierungen werden danach durch Veränderungen im kardiovaskulären System der Mutter verursacht, wobei das EPH-Syndrom unterschiedlicher Ausprägung bei der Retardierung fetalen Wachstums einen besonderen Stellenwert hat. Mit Anstieg des Gestoseindex steigt auch die Wahrscheinlichkeit einer Entbindung vor der 38. Woche. Die Zahl der Kinder mit niedrigem Geburtsgewicht nimmt in Abhängigkeit vom Gestoseindex zu. In der schwersten Form der Gestose werden 41% vor der 38. Woche geboren [7]. Häufig veranlaßt die beim EPH-Syndrom auftretende vorzeitige Wehentätigkeit dazu, die Patienten mit einer tokolytisch wirksamen Substanz zu behandeln. Es stellt sich in diesem Zusammenhang die Frage, ob diese Therapie richtig ist.

Pathophysiologie der Wachstumsretardierung

Eine geeignete Therapie bei Vorliegen einer intrauterinen Mangelentwicklung setzt voraus, daß Kenntnisse der Pathophysiologie des Krankheitsbildes vorliegen, da wir mit der tokolytischen Therapie in pathophysiologische Vorgänge eingreifen. Die Pathophysiologie der Wachstumsretardierung ist am Beispiel des Rattenuterus, einem klassischen Experiment von Wigglesworth [8], am einfachsten darzustellen. Die Unterbindung der A. uterina am 17. Tag der Gravidität führte entlang der uterinen Arkade zu einer Reduktion der uterinen Durchblutung und des fetalen Gewichts. Hier bestehen pathophysiologische Parallelen zur Mehrlingsschwangerschaft beim Menschen. Drillingskinder, noch ausgeprägter aber Fünflinge, sind regelmäßig im Wachstum retardiert und werden in der Regel vor der 36. Woche geboren. Die Zwillingsschwangerschaft wird im Mittel in der 36. Schwangerschaftswoche beendet. Auch hier ist die Reduktion der uterinen Perfusion für die Reduktion des fetalen Gewichts verantwortlich.
Die Beziehung zwischen der Uterusdurchblutung und dem fetalen Gewicht läßt sich experimentell belegen (Abb. 1) [6]. Es besteht eine gute Beziehung zwischen diesen beiden Größen. Niedriges Fetalgewicht ist mit einer niederen Uterusdurchblutung und ein hohes

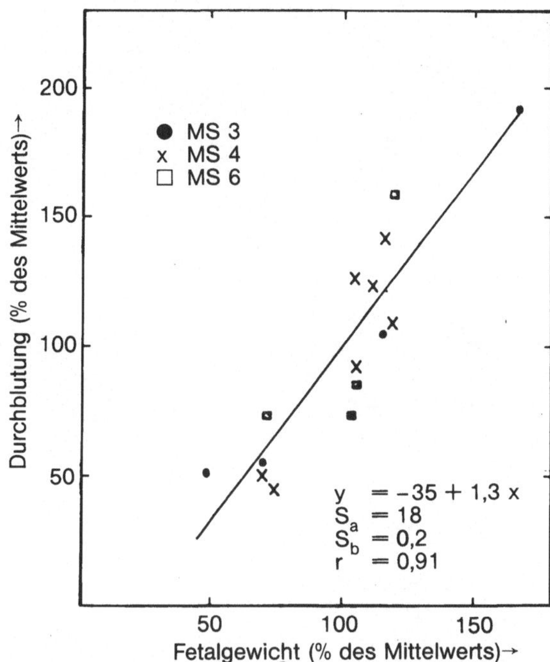

Abb. 1. Beziehung zwischen der Durchblutung des Uterus und dem Fetalgewicht beim Meerschweinchen [6]

Fetalgewicht immer mit einer hohen Uterusdurchblutung korreliert. Viele klinische Beispiele zeigen, daß ein ähnliches Verhalten auch beim Menschen nachzuweisen ist, obgleich direkte Messungen der uterinen Durchblutung aus methodischen Gründen nicht möglich sind. Bei einer Zwillingsschwangerschaft führen extreme Bedingungen gelegentlich zum Absterben eines der Feten (Abb. 2) und zum Überleben des anderen.

In tierexperimentellen Untersuchungen an Schafen lassen sich die beim Menschen gemachten Beobachtungen überprüfen (Tabelle 2) [1]. Durch Embolisation der A. uterina und der Plazenta mit Plastikkügelchen kann die Uterusdurchblutung reduziert werden. Mit Reduktion der uterinen Perfusion erfolgt auch eine Reduktion der umbilikalen Durchblutung. Das Fetusgewicht fällt gegenüber dem

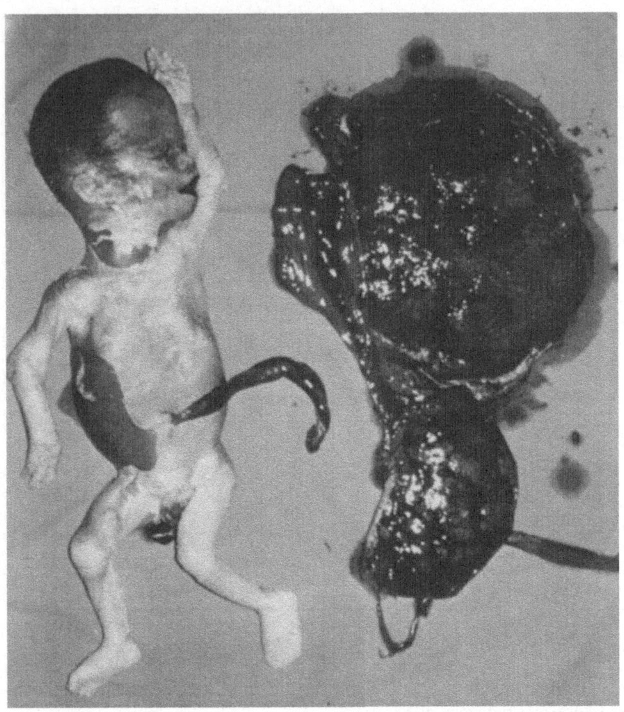

Abb. 2. Intrauteriner Fruchttod in der 37. SSW von einem Zwillingskind mit extremer Wachstumsretardierung. Die unzureichende Perfusion der Plazenta ist durch die geringe Größe dokumentiert. Das Kind, das zur anderen Plazenta gehörte, zeigte ein normales Wachstum

von Kontrolltieren bei den embolisierten Tieren ab. Das Fetusgewicht bei Schafen beträgt am Ende der Schwangerschaft 4,5 kg. Bei den embolisierten Tieren war es mit 3,2 kg wesentlich erniedrigt. Auch das Organgewicht des Gehirns (von 55 auf 48 g), der Leber (von 149 auf 91 g) und der Plazenta (von 472 auf 479 g) fiel ab. Die umbilikale Durchblutung, unter physiologischen Bedingungen etwa 160 ml/kg/min, betrug bei den embolisierten Tieren etwa 100 ml/kg/min. Das ist eine kritische Grenze der umbilikalen Durchblutung [4]. Die Organdurchblutung, bezogen auf 100 g/ml/min Gewebe, zeigt, daß die

Tabelle 2. Umbilikale Durchblutung und Organdurchblutung bei normalem Schaffetus am Termin und bei Tieren, bei denen die Plazenta mit Mikrosphären embolisiert wurden (Mittelwert $\bar{x}$, SD). Nach [1])

Meßbereiche	Durchblutung Normaler Fetus		Embolisierter Fetus	
	[ml/min/kg]		[ml/min/kg]	
Umbilikal	$\bar{x}$	SD	$\bar{x}$	SD
	158	14	109	7
Organe	[ml/min/100 g]		[ml/min/100 g]	
Gehirn	96	18	158	18
Herz	126	18	238	25
Lunge	82	8	26	6
Leber	6	1	6	1
Niere	153	11	188	14

Gehirndurchblutung relativ ansteigt und daß die Lungendurchblutung abnimmt. Als Ursache für die Wachstumsretardierung gilt nicht der reduzierte diaplazentare Transfer von Glukose und Aminosäure, sondern die Reduktion des Sauerstoffangebots an den Fetus. Die Inkorporation von C-14 Leuzin in Niere, Leber, Muskel und in das Herz zeigten eine Abhängigkeit zur O_2-Konzentration des Fetus. Bei einer Abnahme der O_2-Konzentration im fetalen Blut sank die C-14 Leuzinkorporation (Moll 1979, unveröffentlicht). Bei Vorliegen einer Wachstumsretardierung befindet sich nach diesen Befunden der Fetus an einer kritischen Grenze einer optimalen O_2-Versorgung. Die Unterdrückung der Wehentätigkeit bedeutet dann die Ausschaltung eines wichtigen diagnostischen Zeichens zur Frage und Klärung einer optimalen fetalen O_2-Versorgung. Dies sei nachfolgend näher ausgeführt.

Tokolyse und uterine Perfusion

Die Sensibilität der fetalen O_2-Versorgung in Abhängigkeit von der uterinen Perfusion wirft die Frage auf, welchen Einfluß die tokolytische Therapie unter den speziellen Bedingungen der Wachstumsretardierung auf die fetale Oxygenation hat. Die Durchblutung des Uterus steigt während der Schwangerschaft exponentiell an. Der Anstieg erfolgt durch eine Abnahme des uterinen Gefäßwiderstands. Die Uterusdurchblutung (Q_{ut}) ist nach Gl. (1) dem Perfusionsdruck ($\triangle p$) proportional und dem Gefäßwiderstand (R_{ut}) umgekehrt proportional.

$$Q_{ut} = \triangle p \cdot \frac{1}{R_{ut}} \quad (1)$$

Der enorme Anstieg der uterinen Perfusion auf 500 – 800 ml/min wird durch den Anstieg des Herzminutenvolumens (HMV) nach Gl. [2] sichergestellt.

$$\triangle p = HMV \cdot R_T \quad (2)$$

Diese Zunahme der Durchblutung wird möglich durch den Anstieg des Herzminutenvolumens um etwa 1000 ml/min, wovon etwa die Hälfte zum Uterus fließt. Da während der Schwangerschaft der Blutdruck annähernd konstant bleibt, erfolgen nach Gl. [2] starke Veränderungen im Gesamtwiderstand des Organismus (R_T). Fügt man Gl. (1) und Gl. (2) zusammen, so wird deutlich, daß die Uterusdurchblutung vom Herzminutenvolumen und vom Verhältnis des Gesamtwiderstands zum uterinen Gefäßwiderstand bestimmt wird.

$$Q_{ut} = HMV \cdot \frac{R_T}{R_{ut}} \quad (3)$$

Wenn das Herzminutenvolumen ansteigt und der uterine Gefäßwiderstand abnimmt, dann steigt die Uterusdurchblutung an.

Unter dem Einfluß der Tokolyse sind im Bereich der uterinen Strombahn folgende Veränderungen möglich: Das uterine Gefäßsystem ist während der Gravidität maximal dilatiert, so daß beim Abfall des arteriellen Blutdrucks auch die uterine Perfusion sinkt [2]. Auch die Stimulation parasympathischer Nervenfasern steigert die uterine Perfusion nicht. Die gleiche Wirkung ist auch von Substanzen zu erwarten, die die β-Rezeptoren stimulieren und somit dosisabhängig mit dem Abfall des Blutdrucks die uterine Perfusion vermindern. Eine gesteigerte sympathische Aktivität an den uterinen Gefäßen könnte jedoch theoretisch durch die Verabreichung β-stimulierender Pharmaka unterbrochen werden und die uterine Perfusion steigern. Wenn jedoch bereits irreversible Veränderungen an den präplazentaren Arterien vorhanden sind, ist das nicht möglich.

Unter diesen besonderen Bedingungen reduzieren Tokolytika sehr wahrscheinlich die uterine Perfusion, wenn vorzeitige Wehen bei einer Wachstumsretardierung bestehen, da diese in der Regel bereits durch eine Einschränkung der Durchblutung hervorgerufen wird.

Andere Bedingungen liegen vor, wenn die Durchblutung des Uterus durch heftige Kontraktionen während der Geburt reduziert wird (Abb. 3). In diesem Fall sind Tokolytika in der Lage, die uterine Perfusion durch die vollständige Relaxierung des Uterus zu steigern,

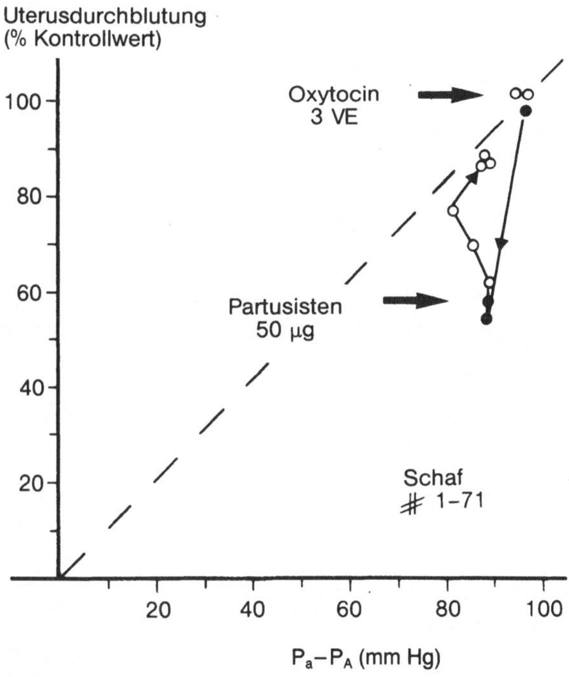

Abb. 3. Die Wirkung von 50 µg Partusisten auf die Durchblutung des Uterus und den Perfusionsdruck bei einer durch Injektion von 3 VE (Voegtlin-Einheiten) Oxytocin induzierten Dauerkontraktion des Uterus. Die einzelnen Punkte sind Meßwerte im Abstand von 1 min
(P_a = arterieller Blutdruck, P_A = Amniondruck)

obgleich der Perfusionsdruck sinkt. Mäßige Wehentätigkeit ist aber v.a. als diagnostisches Hilfsmittel zur Beurteilung der fetalen O_2-Versorgung bei fetaler Mangelentwicklung wichtig. Dies gilt insbesondere für jene Fälle, bei denen eine reduzierte uterine Perfusion angenommen werden kann.

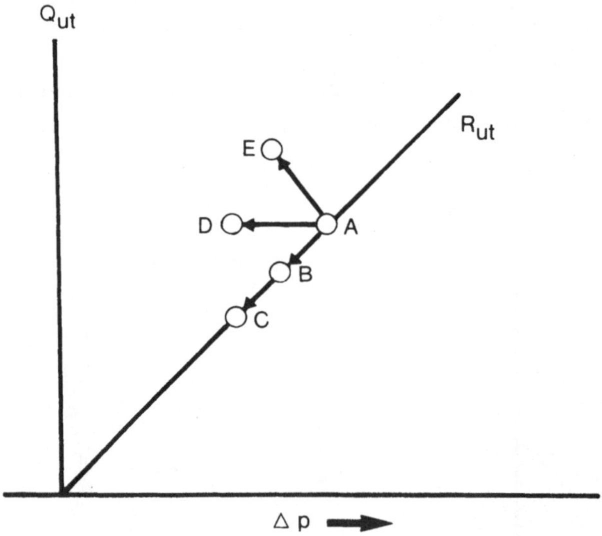

Abb. 4. Der Einfluß der Tokolyse am wehenlosen Uterus auf die uterine Durchblutung und den Perfusionsdruck unter verschiedenen klinischen Bedingungen. Die ausgezogene Linie beschreibt die Beziehung zwischen beiden Parametern bei konstantem uterinen Gefäßwiderstand; s. Gl. [1], S. 22. Die Infusion eines Tokolytikums führt dosisabhängig zum Abfall des arteriellen Blutdrucks und somit auch zum Abfall des Perfusionsdrucks, da der venöse Blutdruck konstant bleibt (A→B, C). Nur unter der Voraussetzung, daß der uterine Gefäßwiderstand unter der Tokolyse abfällt, bleibt die uterine Perfusion konstant (A→D) oder steigt sogar noch an (A→E). Letzteres ist aufgrund experimenteller Befunde unwahrscheinlich [8, 11]. Irreversible Veränderungen in der arteriellen Strombahn des Uterus liegen möglicherweise beim EPH-Syndrom vor, so daß durch die Tokolyse die uterine Perfusion nicht zu verbessern ist, sondern das Gegenteil bewirkt wird (A→B)

Nachteile der Tokolyse bei Beurteilung der fetalen O_2-Versorgung

Die Kontraktion des Uterus ist für die Diagnose der fetalen O_2-Versorgung wichtig, da während einer Kontraktion des Uterus die uterine Durchblutung sinkt. Bei normaler Durchblutung des Uterus nimmt während einer normal starken Wehe das O_2-Angebot an den Fetus nicht ab, da ein genügend großer hämodynamischer Puffermechanismus am Uterus besteht. Nur bei bereits reduzierter Durchblutung wird während der Kontraktion die O_2-Versorgung des Fetus gestört. Die sichtbare Reaktion des Fetus auf den O_2-Mangel besteht im Abfall der Herzfrequenz. In tierexperimentellen Untersuchungen an trächtigen Schafen läßt sich dieser Zusammenhang nachweisen (Abb. 5). Wird die uterine Durchblutung für 2 min um 30, 70 und um 100% reduziert, dann ist der Abfall der fetalen Herzfrequenz abhängig von der Durchblutung, die vor der Reduktion bestand [3].

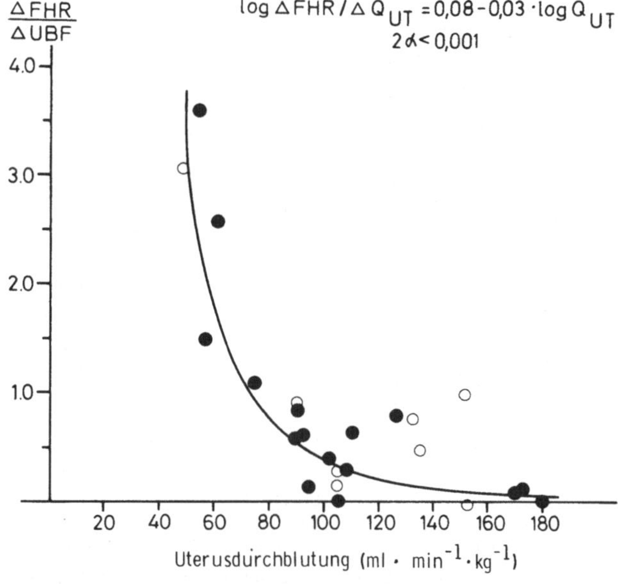

Abb. 5. Der Zusammenhang zwischen dem Abfall der uterinen Durchblutung (ΔQUT) und der fetalen Herzfrequenz (ΔFHF) bei variierender Durchblutung vor der Reduktion

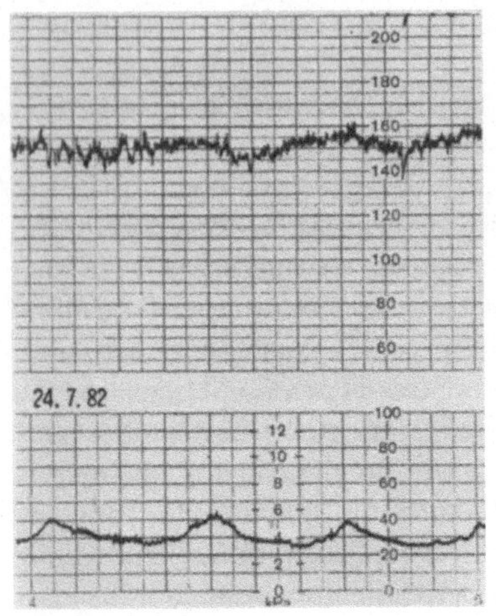

Abb. 6a.

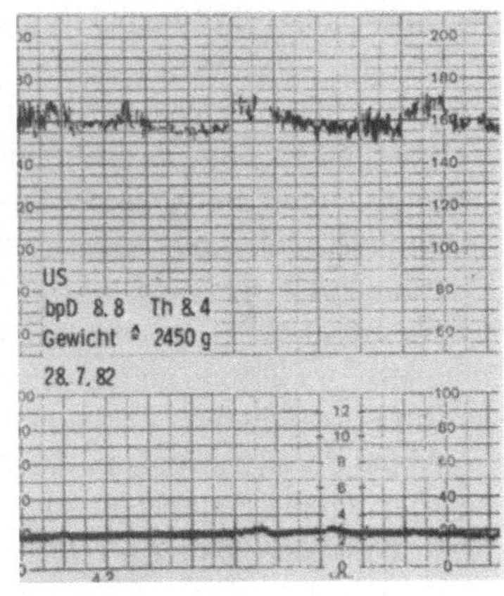

Abb. 6b.

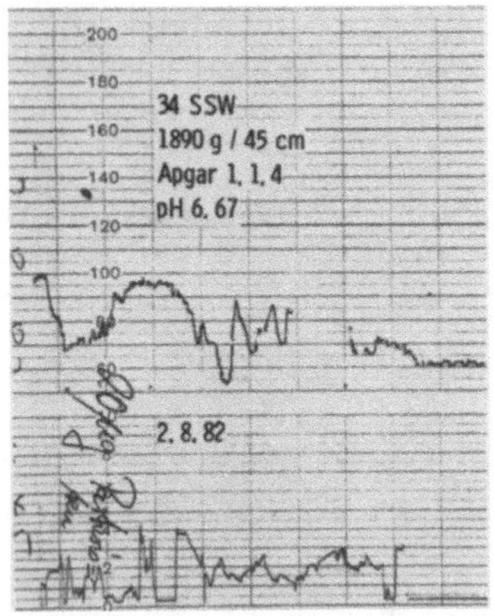

Abb. 6c.

Abb. 6. Problematischer Einsatz der Tokolyse bei vorzeitiger Wehentätigkeit. Aufnahme der Patientin in der 33. Woche mit vorzeitiger Wehentätigkeit *(a)*. Bei hoher basaler Herzfrequenz bestehen geringe wehenabhängige Dezelerationen bei ausreichenden Oszillationen der fetalen Herzfrequenz. Unter tokolytischer Therapie sind Dezelerationen in den folgenden Registrierungen nicht nachweisbar *(b)*. Das Plasmaostriol liegt im Normbereich. Die Fetometrie ergibt ein Schätzgewicht von 2450 g (bp 8,8 cm, ThD 8,4 cm). Am 8. Behandlungstag tritt unter Wehentätigkeit eine breite Dezeleration und vorzeitige Ablösung der Plazenta auf *(c)*. Die bei Geburt ermittelten biometrischen Daten stimmen mit den geschätzten Werten nicht überein. Gewicht 1890 g, Länge 45 cm, pH 6,67, Apgar 1, 1, 4

Bei hoher Durchblutung ist das Verhältnis aus dem Abfall der fetalen Herzfrequenz und der Durchblutungsreduktion klein, da nur kleine oder keine Änderungen der Herzfrequenz erfolgen. Erst wenn die Durchblutung vor der Reduktion einen kritischen Wert erreicht, nimmt dieser Quotient zu, d. h. bei primär reduzierter uteriner Perfusion werden kleine Änderungen der Durchblutung bereits von großen Änderungen der Herzfrequenz begleitet. Die uterine Perfusion ist im ersten Fall ausreichend hoch. Wenn jedoch die uterine Perfusion vor der Kontraktion bereits erniedrigt ist, wie dies beim EPH-Syndrom mit nachgewiesener Wachstumsretardierung vorliegen kann, dann wird durch die Tokolyse das wichtige diagnostische Hilfsmittel, die Kontraktion, beseitigt (Abb. 6). Nur die uterine Kontraktion mit gleichzeitiger Registrierung der fetalen Herzfrequenz bringt die Gewißheit, daß der Fetus sich nicht im Zustand eines latenten O_2-Mangels befindet.

Diskussion

Wiest: Wenn eine Tokolyse durchgeführt wird, dann steigt das Herzminutenvolumen an. Es besteht also nicht die Beziehung zwischen uteriner Durchblutung und Perfusionsdruck, die Sie aufgezeichnet haben.

Künzel: Die Uterusdurchblutung ist vom Perfusionsdruck abhängig. Es besteht eine Proportionalität zwischen Uterusdurchblutung und dem Blutdruck bei konstantem Gefäßwiderstand. Wenn der Druck abnimmt, nimmt auch die Uterusdurchblutung ab, vorausgesetzt, der Gefäßwiderstand bleibt konstant. Da trotz Anstieg des Herzminutenvolumens als Folge der tokolytischen Therapie der Blutdruck abfällt, ist davon auszugehen, daß auch die Uterusdurchblutung am wehenlosen Uterus mit dem Blutdruck proportional abfällt.
Die Uterusdurchblutung kann nur steigen, wenn der Widerstand der uterinen Gefäße sinkt. Dies geschieht wahrscheinlich nicht.

Wiest: Unter dieser Annahme stimmt es. Sie müssen aber berücksichtigen, daß bei einer Tokolyse der basale uterine Tonus reduziert wird. Wenn eine Reduktion des intrauterinen Drucks erfolgt, dann müßte theoretisch eine Verbesserung, also eine

Abnahme des Widerstands im uterinen Gefäßsystem auftreten, so daß die Beziehung zwischen uteriner Durchblutung, Perfusionsdruck und uterinem Gefäßwiderstand wahrscheinlich anders ist. Die Frage ist: Um wieviel nimmt der uterine Tonus ab bzw. um wieviel ist er generell erhöht? Ist er überhaupt erhöht? Ist er wesentlich erhöht? Das ist auch eine Annahme.

Künzel: Die Frage läßt sich nur durch die direkte Messung der uterinen Perfusion klären. Dies ist bisher nicht möglich. Ich halte es in Zukunft für notwendig, Messungen der uterinen Perfusion durchzuführen, um eine Aussage über die Wirkung von Partusisten treffen zu können. Die Erfahrung zeigt jedoch, daß bei Reduktion des Blutdrucks – dies muß nicht unbedingt durch eine Tokolytikum geschehen – sehr häufig Dezelerationen der fetalen Herzfrequenz auftreten. Das gilt insbesondere für das schwere EPH-Syndrom. Es geht mir aber bei dieser Darstellung, der Beziehung zwischen Uterusdurchblutung und Perfusionsdruck, mehr um die Tatsache, daß durch die Verabreichung eine Tokolytikums ein plazentarer Funktionstest eliminiert wird. Deshalb muß man mit dem Einsatz eines Tokolytikums bei intrauteriner Mangelentwicklung sehr vorsichtig umgehen. Die Abbildungen 6a–c (S. 26) zeigen den fraglich richtigen Einsatz eines Tokolytikums.

Wiest: Und noch einen kleinen Einwand: Sie haben, unabhängig von der Ausgangssituation, einen vorgegebenen intrauterinen Druck. Wenn Sie diesen intrauterinen Druck durch Tokolytika senken, dann muß theoretisch der Widerstand im uterinen Gefäßsystem abnehmen. Wie stehen Sie dazu?

Künzel: Da stimme ich zu, die Frage ist nur, wie hoch der intrauterine Druck vor der Tokolyse war. Normalerweise beträgt er 10–15 mmHg. Er kann durch eine Dauerkontraktion oder durch einen sehr hohen Tonus der Uterusmuskulatur natürlich erhöht sein. Unter diesen Bedingungen wäre durch eine Tokolyse möglicherweise eine gewisse Perfusionssteigerung zu erreichen. In letztgenanntem Fall war es aber sicher so, daß die Dezelerationen im Kardiotokogramm nicht erkannt wurden. Ich sehe Gefahren im Nichterkennen von Dezelerationen bei Anwendung einer Tokolyse bei intrauteriner Mangelentwicklung. Sie sind nun häufig auch nicht so ausgeprägt, daß sie ins Auge fallen. Dazu kommt die Schwierigkeit der exakten Gewichtsschätzung mit Ultraschall. Bei falscher Schätzung, wie in diesem Fall, wiegt man sich natürlich in falscher Sicherheit. Es ist darauf zu achten, daß wirklich der biparietale Durchmesser dem klinischen Befund entspricht und nicht doch eine extreme Form der Wachstumsretardierung vorliegt. Die falsche Interpretation aller Befunde führt schließlich dazu, die Tokolyse fortzuführen, bis dann das Ereignis der vorzeitigen Ablösung der Plazenta bei extremer Mangelentwicklung auftritt.

Grospietsch: Einmal ganz konkret gefragt: Was machen Sie bei einer Patientin mit einer Gestose in der 32. Woche, wie behandeln Sie sie? Behandeln Sie einmal unter antihypertensiven Gesichtspunkten, machen Sie eine antihypertensive Therapie mit β-Mimetika, ich will annehmen, nein, nach den Ausführungen; und zu dem 2. Punkt, den ich ansprechen möchte, was machen Sie mit einer Patientin mit einer Gestose und vorzeitiger Wehentätigkeit, bei der Sie annehmen, daß noch keine Lungenreifung vorhanden ist?

Künzel: Das ist eine schwierige Frage. Wir führen grundsätzlich keine Tokolyse durch, wenn der Portiobefund unreif ist, unter der Vorstellung, nicht den plazentaren Funktionstest zu eliminieren. Wir führen eine Lungenreifebehandlung durch, obgleich diese Therapie auch gerade in Fällen der EPH-Gestose umstritten ist. Gelegentlich wird wohl dadurch das Krankheitsbild der Gestose verstärkt. Wir führen eine antihypertensive Therapie durch und registrieren in solchen Fällen 3mal pro Tag das Kardiotokogramm (CTG). Wenn die Portio verstrichen ist und eine Frühgeburt erwartet werden muß, wird es schwierig. Hier machen wir eine Intervalltokolyse, d.h. also, wir geben ein Tokolytikum, lassen es aber je nach Schwere des Krankheitsbildes einmal pro Tag weg, um ein CTG vorliegen zu haben, in dem Wehen verzeichnet sind, um den fetalen Zustand beurteilen zu können. Es ist sehr häufig der Fall, daß in diesem Intervall-CTG Dezelerationen nachweisbar sind und wir therapeutische Konsequenzen ziehen, d.h. eine Sectio durchführen müssen. Eine Spontangeburt ist in solchen Fällen nicht anzustreben, weil sie die Hypoxie des Fetus durch die Steigerung von Kontraktionen verstärken würde. Das ist die Methode der Wahl.

Wenn Sie mich jetzt fragen, was wir bei einer Schwangerschaft gleicher Situation in der 28. Woche machen: Wir führen eine Tokolyse durch. Das Ziel ist ja doch letztlich, die Lungenreife des Fetus zu erreichen bzw. ein Schwangerschaftsalter, in dem einigermaßen garantiert werden kann, daß der Fetus eine gute Überlebenschance hat. Dies ist natürlich sehr eng gebunden an die Leistungsfähigkeit der perinatologischen Abteilung, mit der man zusammenarbeitet. Wenn eine perinatologische Abteilung eine Mortalitätsrate von 80–90% in der 28. Schwangerschaftswoche hat, überlegt man sich natürlich, ob der Patientin in der 28. Woche der Gravidität eine Sectio zugemutet werden kann. Solange eine Überlebensrate von 50–60% nicht erreicht ist, kann man einer Patientin eine Sectio eigentlich nicht zumuten. Wir führen derzeit die Sectio nicht früher als in der 29. Woche durch. Wir führen sie in der 29. Woche nur dann durch, wenn wir Zeichen der fetalen Hypoxie nachweisen.

Literatur

1. Creasy R, De Swiet M, Kahanpaa KV, Young WP, Rudolph AM (1973) Pathophysiological changes in the foetal lamb with growth retardation. In: Total and neonatal physiology. Cambridge University Press, Cambridge
2. Greiss FC (1982) Uterine pressure-flow relationship. In: Moawad AH, Lindheimer MD (eds) Uterine and placental blood flow. Masson, New York
3. Junge HD, Künzel W, Klöck FK (1977) Acute reduction of uterine blood flow and fetal heart rate changes in pregnant sheep near term. J Perinat Med 5: 39–55
4. Künzel W, Moll W (1972) Uterine 02-consumption and blood flow of the pregnant uterus. Z Geburtshilfe Perinatol 176: 108
5. Miller HG, Assamein KH, Hengsleigh P (1977) Effect of behavioral and medical variables on fetal growth retardation. Am J Obstet Gynecol 127: 643
6. Moll W, Pfoerringer EM (1975) Correlation between the number of utero-placental arteries, placental blood flow and fetal growth. Pflügers Arch R 40: 359
7. Seidl A, Dadak CH (1981) Perinatal factors correlated with EPH-gestosis. An analysis of 5000 computer-collected case reports. In: Kurjak A et al. (eds) Current status of EPH-gestosis. Excerpta Med Int Cong Ser 534
8. Wigglesworth JS (1964) Experimental growth retardation in the foetal rat. J Pathol 88: 1–13

Vorbereitung operativer Entbindungen als Indikation zur Tokolyse

E. Kastendieck

Operative Geburtsbeendigungen und präoperative Tokolyse sind auf den ersten Blick widerspruchsvoll. Sinn der operativen Entbindung ist es, das intrauterin durch O_2-Mangel bedrohte Kind möglichst schnell in das sauerstoffreiche extrauterine Milieu zu bringen. Postpartal kann durch Beatmung mit reinem Sauerstoff bei nichteingeschränktem pulmonalen Gasaustausch innerhalb von 1–2 min ein Vollsättigung des arteriellen Bluts erreicht werden und die hypoxisch bedingte zentrale Apnoe behoben werden. Durch intrauterine Reanimation steigt die O_2-Sättigung des fetalen arteriellen Bluts hingegen nur bis maximal 50% an und die Oxygenierung erfolgt i. allg. langsamer. Dennoch ist die präoperative Relaxierung des Uterusmuskels bei verschiedenen geburtshilflichen Situationen für das Kind und auch für die Mutter von therapeutischem Nutzen.

Indikationen zur prä- bzw. intraoperativen Tokolyse

- Intrauterine Reanimation bei weheninduzierter Hypoxie des Fetus
- Akute geburtshilfliche Komplikationen:
  Nabelschnurvorfall
  Armvorfall (zur Vermeidung einer traumatischen Schädigung des Arms)
  drohende Uterusruptur
- Verminderung der Wehenschmerzen während der Vorbereitung zur Sectio
- Innere Wendung (zur Erleichterung der intrauterinen Manipulationen)

- Muttermundspasmus mit erschwerter Kopfentwicklung bei Bekkenendlage; der zur Geburt des Kopfs erforderliche Druck von oben erfolgt durch Kristeller-Handgriff (eigene Beobachtung)
- Entwicklung des Kindes bei Sectio

Intraoperative Tokolyse bei Sectio

Die Entwicklung des schon tief in das Becken eingetretenen vorangehenden Teils ist beim relaxierten Uterusmuskel leichter, da der Fetus zunächst in kranialer Richtung hochgeschoben werden muß, bevor der vorangehende Teil durch die Uterotomiewunde hervorluxiert werden kann. Außerdem ist die Gefahr des Weiterreißens der Uteruswunde beim tokolysierten Uterusmuskel sehr viel geringer.
Wichtig ist, daß nach vorheriger Rücksprache mit dem Anästhesisten Partusisten in einer Dosierung von 20–30 µg *rechtzeitig* i. v. injiziert wird (Injektionsdauer 30–60 s.) d. h. nicht erst beim Eröffnen der Bauchhöhle , sondern schon bei der Durchtrennung der Faszie, da der maximale Tokolyseeffekt erst ca. 2 min nach Injektionsbeginn vorhanden ist.
Unmittelbar nach Entwicklung des Kindes unterstützt die i. v.-Gabe von Uterotonika die gewünschte Kontraktion des Uterusmuskels, um die Ablösung der Plazenta zu erleichtern und die uterine Blutung zu verringern.
Die wichtigste Gefahr der intraoperativen Tokolyse bei der Sectio ist der Blutdruckabfall durch die Kombination von Narkose, Rückenlage und β-Mimetika. Durch prophylaktische Volumensubstitution kann ein bedrohlicher Blutdruckabfall mit der Gefahr der intrauterinen Minderperfusion vermieden werden. Bedrohliche maternale Herzrhythmustörungen, auf die besonders bei der Kombination mit Halothan hingewiesen wird, konnten wir nicht beobachten. Der intraoperative Blutverlust ist durch die Gabe von Tokolytika gleichfalls nicht signifikant erhöht [13].

Präoperative Tokolyse bei fetaler Hypoxie

Ziele der präoperativen Tokolyse sind
Behebung der akuten fetalen Hyp-/Anoxie mit der Gefahr
- des intrauterinen Absterbens,
- der postpartalen Atem- und Kreislaufdepression, die besonders bei der Frühgeburt infolge der hypoxisch bedingten pulmonalen Vasokonstriktion die Gefahr des Atemnotsyndroms erhöht, und der Gefahr
- des zerebralen Spätschadens.

Vermeidung der Notoperation

Der wesentliche Vorteil der Akuttokolyse ist die Vermeidung der geburtshilflichen Notoperation (z. B. Notsectio im Kreißbett) mit häufig forcierten Entbindungen, die bei Mutter (Rißverletzungen, Narkoserisiko) und Kind (Hirnverletzungen) zu Komplikationen führen können.

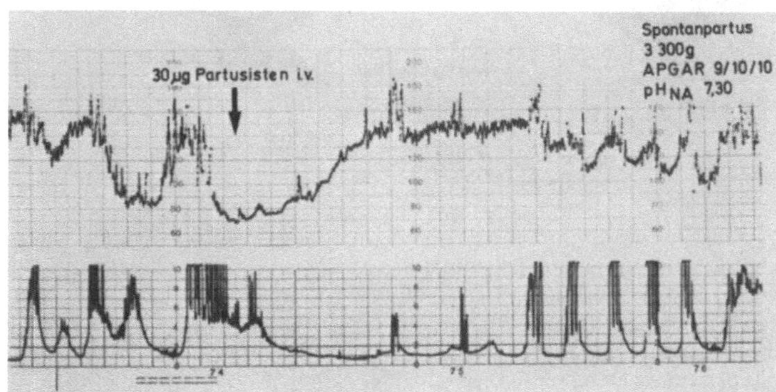

Abb. 1. Intrauterine Reanimation durch i. v.-Injektionm von 30 µg Partusisten während der Preßperiode. Durch Akuttokolyse wird die Wehentätigkeit gehemmt und die Dauerdezeleration als Ausdruck einer akuten Hypoxämie beendet. Nach ausreichender Oxygenation des Fetus erfolgt in wenigen Wehen der Spontanpartus eines unauffälligen Neugeborenen. Ohne Unterbrechung der Wehentätigkeit wäre es zu einer anhaltenden Dauerdezeleration gekommen und voraussichtlich eine operative Eilentbindung erforderlich gewesen

Unter Umständen Vermeidung der operativen Entbindung

In nicht wenigen Fällen kann durch intrauterine Reanimation das geburtshilfliche operative Eingreifen ganz vermieden werden (s. Abb. 1).

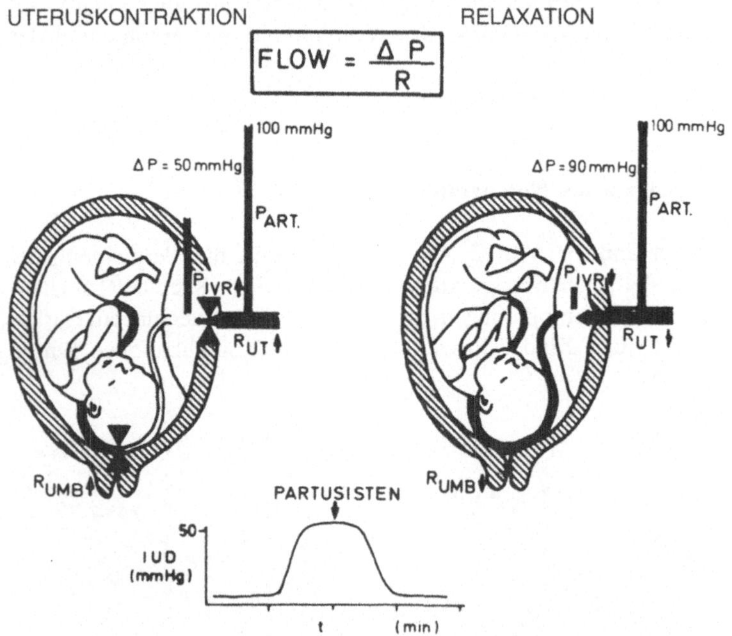

Abb. 2. Die plazentare Durchblutung ist der arteriointervillösen bzw. der umbilikalen arteriovenösen Druckdifferenz (ΔP) direkt und dem Gefäßwiderstand (R) umgekehrt proportional. Bei einer Wehe nimmt die arteriointervillöse Druckdifferenz ab und der präplazentare Gefäßwiderstand zu, die maternale plazentare Durchblutung sinkt. Unter pathologischen Bedingungen (Dauerkontraktion, uterine Hyperaktivität, V.-cava-Kompressionssyndrom, arterielle Hypotonie) kann die maternale plazentare Durchblutung derartig reduziert sein, daß eine akute fetale Hypoxie entsteht. Bei Nabelschnurkompression (häufigste Ursache von Dezelerationen) ist der umbilikale Gefäßwiderstand erhöht und die umbilikale Durchblutung reduziert. Durch Tokolyse wird die durch Wehentätigkeit erniedrigte arteriointervillöse Druckdifferenz und der erhöhte präplazentare bzw. umbilikale Gefäßwiderstand und damit die plazentare Durchblutung normalisiert

Wirkungsmechanismus der Akuttokolyse bei intrauteriner Reanimation

Der Wirkungsmechanismus der Akuttokolyse bei weheninduzierter fetaler Hypoxie besteht in einer Verbesserung der durch Wehentätigkeit reduzierten uteroplazentaren und/oder umbilikalen Durchblutung, wodurch der plazentare 0_2-Transfer und die fetale Oxygenation erhöht wird.
Abb. 2 veranschaulicht die plazentare Hämodynamik während einer Uteruskontraktion und bei Relaxation. Andere Wirkungsmechanismen sind nicht bekannt. Eine nicht weheninduzierte Hypoxie kann demnach nicht durch Tokolytika behoben werden.

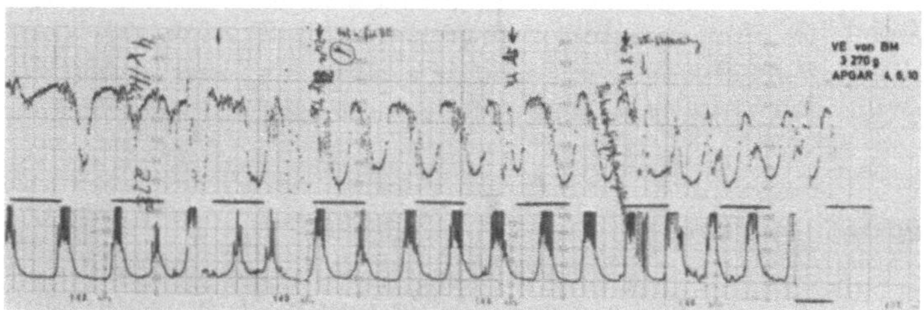

Abb. 3. Tiefe und breite Dezelerationen mit zu kurzen dezelerationsfreien Intervallen während der Austreibungsperiode. Ungenügender Tokolyseeffekt bei 3–6 µg/min Partusisten; zu empfehlen ist in dieser Situation eine Akuttokolyse mit 20–30 µg Partusisten und operative Entbindung nach intrauteriner Reanimation

Kardiotokographische Indikation zur Akuttokolyse

Ein bedrohlicher O_2-Mangel ist dann anzunehmen, wenn
- eine Dauerdezeleration (Abb. 1) oder
- tiefe und breite Dezelerationen mit zu kurzen Erholungsphasen (Abb. 3) auftreten.

Pathophysiologie bei Dauerdezelerationen

Künzel et al. [8] haben im Tierexperiment (Schaf) die Hypoxiezustände des Fetus imitiert. Bei vollständiger 3minütiger Blockierung der plazentaren Durchblutung, die zu einer Dauerdezeleration führt, sinkt der O_2-Gehalt im fetalen arteriellen Blut in 1–2 min bis nahezu 0, der pH-Wert fällt im Mittel pro Minute um 0,04 ab, das Basendefizit und die Milchsäurekonzentration steigen in 1 min um ca. 1 mmol/l an. Nach Untersuchungen von Myers [10] an Affen ist hinsichtlich der Entstehung von zerebralen Spätschäden die Milchsäurekonzentration im Hirngewebe von entscheidender pathogenetischer Bedeutung. Bei einer intrazerebralen Laktatkonzentration > 15–20 μmol/g fanden sich gehäuft Hirnödem und Nekrosen. Bei akuter Hypoxie haben wir tierexperimentell (Meerschweinchenfetus) die Laktatkonzentration im Gehirn gemessen und zum Säure-Basen-Status im Blut korreliert, um zu prüfen, wieweit die Zunahme der Milchsäurekonzentration im Gehirn durch Messungen des pH-Werts, des Basendefizits und der Laktatkonzentration im Blut zu erkennen ist [6]. Es wurde gefunden, daß bei akuter Hypoxie die Laktatkonzentration im Hirngewebe nur um 20% höher ist als im Blut. Das bedeutet, daß die Membranper-

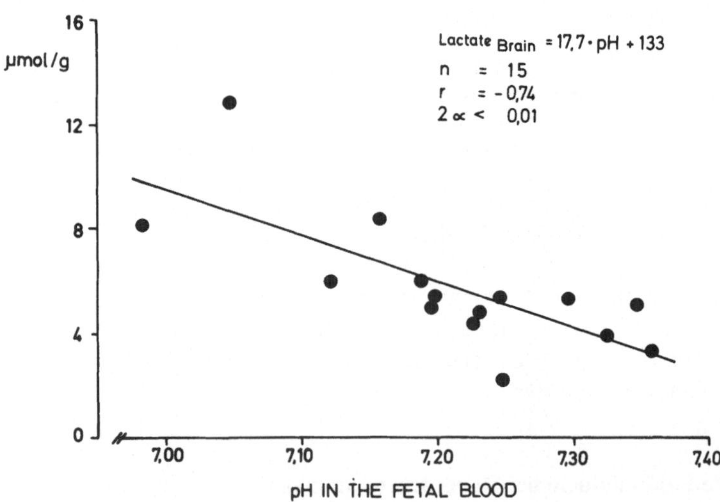

Abb. 4. Beziehung zwischen pH im fetalen Blut und Laktatkonzentration im Gehirngewebe (Meerschweinchenfetus). Erst bei einem pH <7,10 sind bedrohliche Laktatkonzentrationen im Gehirngewebe zu erwarten

mebilität der Hirnzellen für Milchsäure groß ist, so daß eine intrazerebrale Milchsäureanhäufung im peripheren Blut zu erkennen ist. Abb. 4 zeigt die Beziehung zwischen pH im Blut und der Laktatkonzentration im Gehirn. Erst bei einem pH < 7,10 sind Laktatkonzentrationen im Gehirngewebe zu erwarten, die nach Myers [10] zu einem Hirnödem mit Nekrosen führen könnten. Bei einer 10minütigen Dauerdezeleration mit einer Herzfrequenz von 60–80/min als Ausdruck einer anhaltenden Hyp-/Anoxie ist mit einem Absinken des pH-Werts von 7,40 auf 7,00 und einer Laktatkonzentration im Blut von ca. 12 mmol/l und im Gehirn von ca. 15 µmol/g zu rechnen. Überträgt man diese tierexperimentellen Daten auf den menschlichen Fetus, so scheint die Gefahr des bleibenden Hirnschadens ab einer 10minütigen Anoxieperiode groß zu werden. Es muß offenbleiben, ob das menschliche Gehirn weniger hypoxieresistent ist und wieweit andere Faktoren (Unreife, hypoxische Vorschädigung beim protrahierten Geburtsverlauf, Plazentainsuffizienz, geburtstraumatische Einflüsse) die Entstehung eines Hirnschadens begünstigen.

Pathophysiologie bei tiefen und breiten Dezelerationen mit zu kurzen dezelerationsfreien Intervallen

Im Tierexperiment (Schaf) konnte gezeigt werden [5] (Abb. 5), daß bei tiefen und breiten Dezelerationen mit zu kurzen dezelerationsfreien Intervallen der O_2-Gehalt im fetalen arteriellen Blut auch während der Erholungsphasen erniedrigt ist, die O_2-Schuld nicht ausgeglichen werden kann, so daß eine metabolische Azidose entsteht. Die Ausbildung der metabolischen Azidose ist abhängig von der Tiefe und Breite der Dezelerationen (i. e. Dezelerationsfläche) und der fetalen Oxygenation vor dem Einsetzen der Dezelerationen. Bei tiefen Dezelerationen in 3minütigen Abständen mit einer Dezelerationsdauer von > 2½ min ist ein pH-Abfall pro Minute von 0,001–0,003 anzunehmen (nach tierexperimentellen Befunden).
Ist eine operative Geburtsbeendigung indiziert, so sollte zur Überbrückung der Vorbereitungszeit die präoperative Tokolyse durchgeführt werden, um eine ausreichende Oxygenation des Fetus vor dem geburtshilflichen Eingriff, der für den Fetus zumeist wiederum eine O_2-Mangel-Streßsituation bedeutet, zu erreichen.

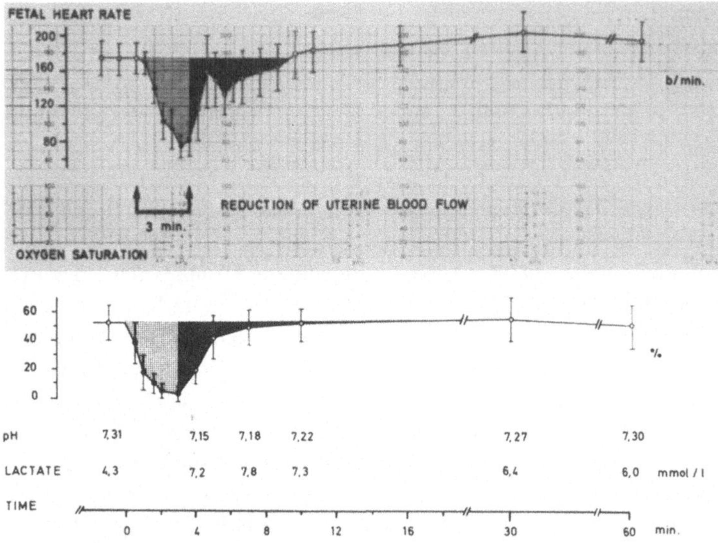

Abb. 5. Sauerstoffsättigung (SO_2) im fetalen arteriellen Blut, transkutaner pO_2 ($tcpO_2$), relative Heizleistung der Elektrode (RLP) und fetale Herzfrequenz (FHF) bei wiederholten 1minütigen Reduktionen der Uterusdurchblutungen in 3minütigen Abständen. Die dezelerationsfreien Intervalle sind zu kurz, um die während der Dezelerationen aufgetretene O_2-Schuld ausgleichen zu können

Zeitdauer der intrauterinen Reanimation

Von praktischer Bedeutung ist die Frage, wie schnell der O_2-Gehalt, die fetale Herzfrequenz und die Azidose bei erfolgreicher Notfalltokolyse sich wieder normalisieren. Der Anstieg der fetalen Herzfrequenz erfolgt simultan mit der Erhöhung des O_2-Gehalts im fetal arteriellen Blut (Abb. 6) und zeigt somit die verbesserte Oxygenation an. Ist die basale fetale Herzfrequenz wieder erreicht, so ist der O_2-Gehalt auf den Ausgangswert wieder angestiegen. Dieses ist nach tierexperimentellen Befunden, die gut mit den klinischen Erfahrungen übereinstimmen, bei einer 3minütigen Blockierung der Plazentadurchblutung in ca. 5 min wieder erreicht. Der Reanimationserfolg im Hinblick auf die Oxygenation des fetalen arteriellen Blutes ist demnach gut anhand der fetalen Herzfrequenz abzulesen.

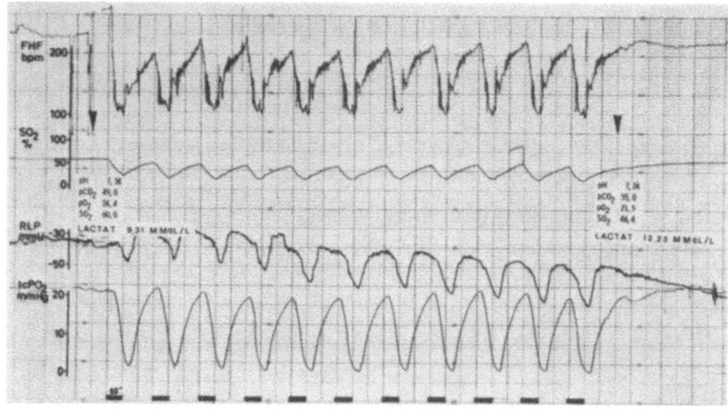

Abb. 6. FHF und O_2-Sättigung, pH und Laktatkonzentration im fetalen Blut bei 3minütiger Reduktion der Uterusdurchblutung. Die akute Hypoxämie und die Verbesserung der fetalen Oxygenation sind anhand der FHF zu erkennen

Der transkutane pO_2-Wert, der pH-Wert und die Laktatkonzentration normalisieren sich langsamer. Der pO_2 in der Haut ist außer dem pO_2 im arteriellen Blut abhängig von der Hautdurchblutung, die infolge peripherer Vasokonstriktion längere Zeit reduziert sein kann. Der pH-Wert hat beim Schaffetus erst 1 h nach der Noxe den Ausgangswert wieder erreicht. Beim menschlichen Fetus erfolgt die Abnahme der metabolischen Azidose schneller, da außer durch Abbau von Milchsäure auch durch fetomaternalen Laktat- und maternofetalen Pufferbasentransfer (HCO_3) Milchsäure diaplazentar eliminiert wird [2]. Die menschliche Plazenta ist für Laktat und Bikarbonat um das 10–20fache permeabler als die Schafsplazenta.

Nach Messungen beim menschlichen Fetus sub partu hat sich nach 20minütiger Tokolyse die metabolische Azidose um 40% vermindert [4].

Ziel der präoperativen Tokolyse sollte es nicht sein, eine Korrektur der fetalen Azidose anzustreben, da eine kurzfristige Azidose offensichtlich für den Fetus ohne pathologische Bedeutung ist [7].

Präoperative Tokolyse auch in der Preßperiode?

Eine retrospektive Auswertung von 80 perakuten Hypoxiezuständen in der Preßperiode (Dezelerationsdauer > 3 min, s. Tabelle 1) ergab, daß der Zustand des Fetus (pH, 1-min-Apgar) nach vorausgegangener Notfalltokolyse besser war als bei den nicht intrauterin reanimierten Feten [3]. Durch die kurzfristige Wehenhemmung wird die Dauerdezeleration beendet und die fetale Oxygenation verbessert, eine fortdauernde Anoxiephase kann vermieden werden. Die Akuttokolyse ist demnach bei Dauerdezeleration auch in der Preßperiode sinnvoll, wenn die Geburt nicht in 1–2 Wehen beendet werden kann.

Tabelle 1. pH, 1-min-Apgar und Dauer der terminalen Dezeleration ($\bar{x} \pm SD$) bei akuter Hypoxie in der Austreibungsperiode mit und ohne Akuttokolyse. Der Zustand des Neugeborenen ist nach Akuttokolyse signifikant besser.

	Tokolyse (n = 42)	Keine Tokolyse (n = 39)	Irrtumswahrscheinlichkeit
pH (NA)	7,28 ± 0,05	7,20 ± 0,06	$p < 0{,}01$
l'-Apgar ≤7	17%	46%	$p < 0{,}001$
Terminale Dezeleration	1,5 ± 1,5 min	4,5 ± 3,3 min	$p < 0{,}001$

Durchführung der präoperativen Tokolyse

Partusisten wird bei der Akuttokolyse (Notfalltokolyse) als Bolus in einer Dosierung von 10–30 µg langsam i. v. injiziert (Injektionsdauer: ca. 30 s). Eine „Notfallspritze" (2 ml Partusisten plus 8 ml Verdünnungslösung: 1 ml = 10 µg Partusisten) sollte injektionsbereit im Kreißsaal vorhanden sein. Die Halbwertzeit im Plasma beträgt 20 min, der Wirkungseintritt erfolgt in 1–2 min, die Wirkungsdauer beträgt 5–10 min.

Bei der präoperativen Tokolyse ohne perakute fetale Hypoxie während der Vorbereitung zur Sectio ist eine kontinuierliche Tokolyse in Form einer Infusion induziert, die mittels Tropfenzähler mit einer Dosierung von 2–4 µg/min erfolgen sollte (2 × 0,5 mg Partusisten in 500 ml physiologischer NaCl-Lösung: 10 Tropfen/min = 1 µg/min.)

Besonders bei unzureichendem intrauterinem Reanimationseffekt sind folgende additive Maßnahmen zu empfehlen:

- Seitenlagerung, da in Seitenlagerung die uteroplazentare Durchblutung zumeist besser ist als in Rückenlage;
- Blutdruckmessung, um bei maternaler Hypotonie durch Schnellinfusion von Plasmaexpander die uteroplazentare Durchblutung zu verbessern;
- Hochschieben des vorangehenden Teils – bei Nabelschnurkompression eine häufig sehr effektive Maßnahme, besonders in der Austreibungsperiode, wenn in der letzten Phase der Geburt auch im wehenfreien Intervall eine Kompression der Nabelschnurgefäße bei straffer Nabelschnurumschlingung persistieren kann;
- O_2-Atmung der Mutter. Diese Maßnahme ist nur sinnvoll, wenn die eingeschränkte plazentare Durchblutung durch die Reanimationsmaßnahmen wieder verbessert worden ist, da der plazentare O_2-Transfer durchblutungslimitiert ist. Die O_2-Kapazität des Bluts wird durch den physikalisch gelösten O_2 um 2 Vol%, d.h. um 10% erhöht. Bei annähernd normalisierter plazentarer Durchblutung führt der erhöhte O_2-Gehalt im mütterlichen Blut zu einer Erhöhung des fetalen pO_2 um einige mmHg [9], wodurch die Oxygenierung des fetalen Bluts beschleunigt wird.
- Eine wichtige prophylaktische Maßnahme ist die rechtzeitige Vorbereitung zur operativen Entbindung, da in 5–10% der Fälle mit Reanimationsversagern zu rechnen ist, die eine sofortige operative Geburtsbeendigung erfordern.

Gefahren der präoperativen Tokolyse

Die für den Fetus bedrohlichste Nebenwirkung der Akuttokolyse ist der Blutdruckabfall, der im Mittel 30% beträgt [1], wobei 2–3 min nach Injektionsbeginn der niedrigste Wert erreicht wird. Der Blutdruck normalisiert sich zwar in wenigen Minuten, dennoch kann der kurzfristige Blutdruckabfall – insbesondere bei Kombination mit dem V.-cava-Kompressionssyndrom und β-Mimetikaüberdosierung – die reduzierte uteroplazentare Durchblutung derartig vermindern, daß die O_2-Aufnahme des Fetus nicht verbessert, sondern verschlechtert wird. Der materne Blutdruckabfall kann in einzelnen Fällen Ursache für das Versagen der intrauterinen Reanimation sein (eigene Beobachtungen).

Als prophylaktische Maßnahmen sind zu empfehlen:

- Blutdruckmessung, besonders bei der Notfalltokolyse, ggf. Schnellinfusion eines Plasmaexpanders,
- Seitenlagerung,
- Vorsicht vor Überdosierung (keine Nachinjektion von Tokolytika bei relaxiertem Uterus, bei kontinuierlicher Tokolyse exakte Dosierung durch Tropfenzähler).

Die klinische Praxis hat gezeigt, daß nicht jede akute Hypoxie des Fetus erfolgreich durch Tokolyse zu behandeln ist. Die Ursachen dieser Reanimationsversager sind z. B. im wehenfreien Intervall peristierende Nabelschnurkompressionen (Abb. 7), Blutdruckabfall, V.-cava-Kompressionssyndrom, vorzeitige Lösung. In einigen Fällen ist die Ursache unklar.
Um bei Reanimationsversagern die Hypoxieperiode nicht unnötig zu verlängern, sollte gleichzeitig mit den intrauterinen Reanimationsmaßnahmen Vorbereitungen für eine operative Entbindung getroffen werden.

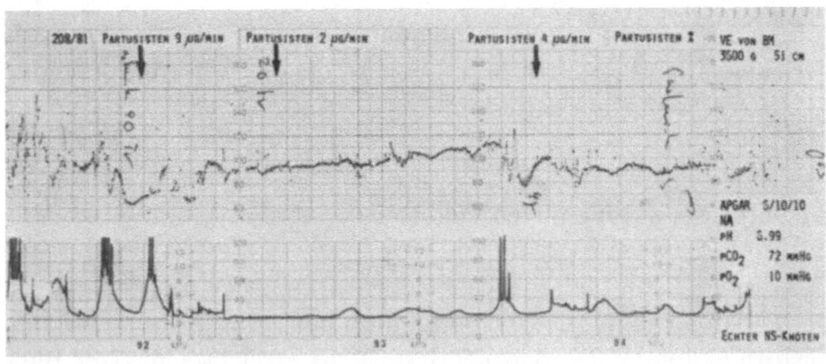

Abb. 7. Trotz Tokolyse anhaltende Dauerdezeleration in der Austreibungsperiode aufgrund einer persistierenden Nabelschnurkompression bei echtem Nabelschnurknoten (Reanimationsversager)

Kontraindikationen zur präoperativen Tokolyse

Die Notfalltokolyse bei akuter fetaler Hypoxie ist kontraindiziert,

- wenn die Möglichkeit der sofortigen und für Mutter und Kind schonenden vaginalen Geburtsbeendigung besteht. Kann das hypoxisch gefährdete Kind in 1–2 Wehen (beschleunigt durch Episiotomie, Kristeller-Handgriff, ggf. Oxytocin) entwickelt werden, so ist die extrauterine Reanimation (Zufuhr von reinem O_2) der intrauterinen Reanimation überlegen.
- Bei nicht weheninduzierter Hypoxie, z. B. V.-cava-Kompressionssyndrom,
- bei stärkerer Blutung bei Placenta praevia und vorzeitiger Lösung,
- bei Uterusruptur,
- bei Schock der Mutter.

Zusammenfassende Beurteilung

Die präoperative Tokolyse sub partu hat sich bei akuter fetaler Hypoxie (Dauerdezelerationen, Dezelerationen mit zu kurzen dezelerationsfreien Intervallen) und vor der Sectio auch bei periodischen Hypoxämien (wehenabhängige Dezelerationen) seit Jahren bewährt, um die O_2-Mangelsituation des Fetus sofort beheben und die Vorbereitung zur operativen Entbindung in Ruhe treffen zu können. Die Häufigkeit operativer Notentbindungen mit der Gefahr geburtstraumatischer und hypoxischer Schädigung des Kindes sowie der erhöhten maternen Gefährdung konnte verringert werden. Die Kenntnis über den Wirkungsmechanismus, die Gefahren und ihre Vermeidung, Beachtung der Kontraindikationen sowie eine exakte Dosierung sind Voraussetzungen für einen sinnvollen Einsatz der Tokolytika vor und während geburtshilflicher Operationen.

Diskussion

Frage: Wie kommt es zur Milchsäurebildung im fetalen Gehirn und welche Bedeutung hat sie für bleibende Hirnschäden?

Kastendieck: Bei Hypoxie kommt es durch anaerobe Glykolyse zu einer Milchsäureakkumulation u. a. auch in den Gehirnzellen, die nach Myers die Entstehung eines Hirnödems begünstigen (möglicherweise über eine Erhöhung des intrazellulären osmotischen Drucks, da durch den Abbau eines Glukosemoleküls 2 Laktatmoleküle entstehen). Die Laktatkonzentration im Blut spiegelt den Schweregrad des hypoxischen Insults wider.

Frage: Ist es sinnvoll, mit einem Inhalationsspray (z. B. Berotec) eine intrauterine Reanimation durchzuführen?

Kastendieck: Günstigere Wirkstoffkonzentrationen im Uterusgewebe werden durch i. v.-Applikation des Tokolytikums erreicht. In jedem Kreißsaal sollte eine injektionsbereite „Notfallspritze" mit einem i. v. applizierbarem Tokolytikum vorhanden sein (2 ml Partusisten plus 8 ml Verdünnungslösung = 1 ml = 10 µg Partusisten). Außerhalb der Klinik kann bei drohender Eilgeburt durch Inhalation von β-Mimetika versucht werden, die Wehentätigkeit zu reduzieren, wenn eine intravenöse Behandlung nicht möglich ist.

Frage: Partusisten führt ja zu einer metabolischen Azidose der Mutter. Hat das einen ungünstigen Effekt auf den Fetus?

Kastendieck: Nein. Durch Akuttokolyse kann es zwar zu einer geringgradigen Abnahme der mütterlichen Pufferbasenkonzentration (ca. 1–2 mmol/l) kommen, diese geringfügige Zunahme der mütterlichen Azidose hat jedoch keine negative Auswirkung auf den Fetus. Bei ausgeprägter fetaler Hypoxie mit Milchsäurebildung kommt es im Gegenteil zu einer Verbesserung der fetalen metabolischen Azidose durch Abbau und fetomaternalen diaplazentaren Transfer von Milchsäure.

Frage: Beeinflußt der mütterliche Säure-Basen-Haushalt den fetalen Säure-Basen-Status?

Kastendieck: Ja. Die hämochoriale Plazenta ist für Laktat und Bikarbonat gut permeabel. Bei ausreichender plazentarer Durchblutung gleichen sich die fetalen Konzentrationen den maternen mit einer Halbwertzeit von ca. 25 min an. Da bei der Mutter die Pufferbasenkonzentration individuell sehr schwankt, würde bei der Fetalblutanalyse (FBA) die gleichzeitige Messung des mütterlichen Säure-Basen-

Status (Basendefizit) die Aussagekraft der FBA über die hypoxische Gefährdung des Fetus erhöhen. Kann man nur den pH-Wert messen, so sollte bei einem pH 7,20 die Geburt beendet werden, da bei diesem pH-Wert mit großer Wahrscheinlichkeit eine hypoxische fetogene Azidose anzunehmen ist.

Frage: Wäre es nicht von therapeutischem Nutzen, bei einer mütterlichen metabolischen Azidose eine Bikarbonatpufferung durchzuführen?

Kastendieck: Es ist durch Messungen von Rooth (1964) und Stoll u. Bretscher (1972) und eigene Untersuchungen (1979) bekannt, daß durch Bikarbonatinfusion in den mütterlichen Kreislauf Bikarbonat diaplazentar transferiert wird und die metabolische Azidose des Fetus vermindert werden kann. Es liegen jedoch keine klinischen Studien vor, die belegen, daß die fetale Situation dadurch gebessert wird. Der therapeutische Effekt ist fragwürdig, da selbst bei ausgeprägter Infusionsazidose keine negativen Auswirkungen auf den Fetus beobachtet werden konnten (Tierexperiment, Kastendieck et al. 1981). Nur in wenigen Fällen scheint bei ausgeprägter metabolischer Azidose der Mutter (Basendefizit 10 mmol/l) und protrahiertem Geburtsverlauf eine langsame Korrektur durch Bikarbonat sinnvoll, um den Pufferbasenbestand des Fetus bei rezidivierenden Hypoxämien zu erhöhen.

Literatur

1. Heidenreich J, Steyer M (1977) Herz- und Kreislaufwirkungen von intravenösen niedrigdosierten Langzeit- und hochdosierten Kurzzeitinfusionen von Partusisten. In: Jung H, Friedrich E (Hrsg) Fenoterol (Partusisten) bei der Behandlung in der Geburtshilfe und Perinatologie. 2. Symposium über Partusisten, Wiesbaden, Oktober 1977, Thieme, Stuttgart New York, S 136–151
2. Kastendieck E (1982) Zur Interpretation der Fetalblutanalyse während der Geburt. Med Klin 77: 655–658
3. Kastendieck E (1982) Tokolyse. In: Metze H, Schäfer WD (Hrsg) Retrolentale Fibroplasie. Enke, Stuttgart (Bücherei des Pädiaters, Bd 85, S 30–40)
4. Kastendieck E, Künzel W (1979) Der Einfluß des diaplazentaren Bikarbonattransfers auf die metabolische Azidose des Feten. Z Geburtshilfe Perinatol 183: 35–44

5. Kastendieck E, Künzel W, Jensen A (1982) Bedeutung von aufeinanderfolgenden Dezelerationen für Blutdruck, Oxygenation und Säure-Basen-Status des Feten. In: Dudenhausen JW, Saling E (Hrsg) Perinatale Medizin, 10. Deutscher Kongreß für Perinatale Medizin, Berlin 1981, Bd. IX, Thieme, Stuttgart New York, S 197–198
6. Kastendieck E, Martius J, Paulick R (1982) Correlation of lactate in fetal tissue and in fetal blood. Xth World Congress of Gynecology and Obstetrics, Oktober 1982, San Francisco.
7. Kastendieck E, Paulick R, Martius J, Jensen A (1982) Einfluß der metabolischen Azidose auf Herzfrequenz, Blutdruck, Oxygenation, Säure-Basen-Status, Glukose- und Elektrolytkonzentration des Feten und Geschwindigkeit der fetalen Milchsäureelimination im chronischen Schafexperiment. In: Dudenhausen JW, Saling E (Hrsg) Perinatale Medizin, 10. Deutscher Kongreß für Perinatale Medizin, Berlin 1981, Bd. IX. Thieme, Stuttgart New York, S 192–193
8. Künzel W, Kastendieck E, Hohmann M (1983) Heart rate and blood pressure response and metabolic changes in the sheep fetus following reduction of uterine blood flow. Gynecol Obstet Invest 15: 300
9. Meschia G (1977) Transfer of oxygen across the Placenta. In: Gluck L, (ed) Intrauterine asphyxia and the developing fetal brain. Year Book Medical Publishers, Chicago, pp 109–115
10. Myers RE (1977) Experimental models of perinatal brain damage: Relevance for human pathology. In: Gluck L (ed) Intrauterine asphyxia and the developing fetal brain. Year Book Medical Publishers, Chicago p 37
11. Rooth G (1964) Early detection and prevention of foetal acidosis Lancet I: 290
12. Stoll W, Bretscher J (1972) Der Säure-Basen-Haushalt und die Sauerstoffversorgung des Feten unter subpartualer Natriumbikarbonatinfusion Schw 2 Synäk Geburtsh 3: 183
13. Weidinger H, Conradt A, Wiest W (1977) Blutverlust bei Sectio caesarea nach Kurz- und Langzeittokolyse mit Fenoterol. In: Jung H, Friedrich E (Hrsg) Fenoterol (Partusisten) bei der Behandlung in der Geburtshilfe und Perinatologie. 2. Symposium über Partusisten, Wiesbaden, Oktober 1977. Thieme, Stuttgart New York, S 73–75

Lungenkomplikationen bei Tokolyse

G. Grospietsch

Die schwerste Komplikation bei der β_2-sympathikomimetischen tokolytischen Therapie ist das gelegentliche Auftreten von Lungenödemen mit teilweise tödlichem Ausgang. Anfänglich wurden Herzmuskelnekrosen für diese Komplikation angenommen, da aus Tierexperimenten bekannt ist, daß hohe Dosen an β-Mimetika solche verursachen. Aus heutiger Sicht jedoch kommt eine Schädigung des Herzmuskels als Ursache der Lungenödeme nicht in Betracht, da einerseits die klinisch gebräuchliche Dosierung der Sympathikomimetika weit unter der sog. nekroseerzeugenden liegt und trotz intensiver Untersuchungen bei graviden Patientinnen kardiotoxische Effekte während und nach der Tokolyse nicht nachgewiesen werden konnten. Vor langen Jahren konnten wir während hochdosierter tokolytischer Therapie beobachten, daß es gelegentlich zu extremen Wassereinlagerungen kam. Es tauchte deshalb die Frage auf, ob nicht Änderungen bzw. Störungen im Salz-Wasser-Haushalt und der Nierenfunktion ursächlich im Zusammenhang mit dem Auftreten von Lungenödemen stehen könnten.

In klinischen Untersuchungen an schwangeren Patientinnen konnten wir feststellen, daß besonders in den ersten 3 Tagen der Therapie, also genau in dem Zeitraum, in dem alle Lungenödeme beobachtet wurden, eine starke Wasserretention stattfindet. (Abb. 1). Nach dieser Zeit adaptiert sich der Körper an die β-Mimetika, die Ausscheidung wird wieder normal.

Entsprechend der erhöhten Einlagerung von Wasser kommt es zu einem Anstieg des Körpergewichts in den ersten 2 Tagen, die erst nach 5 Tagen wieder ausgeglichen ist. Als Verdünnungseffekt zeigt sich eine Verminderung des Hb, des Hkt und des Serumeiweißes. Auch diese Parameter normalisieren sich nach 3 Tagen langsam (Abb. 1).

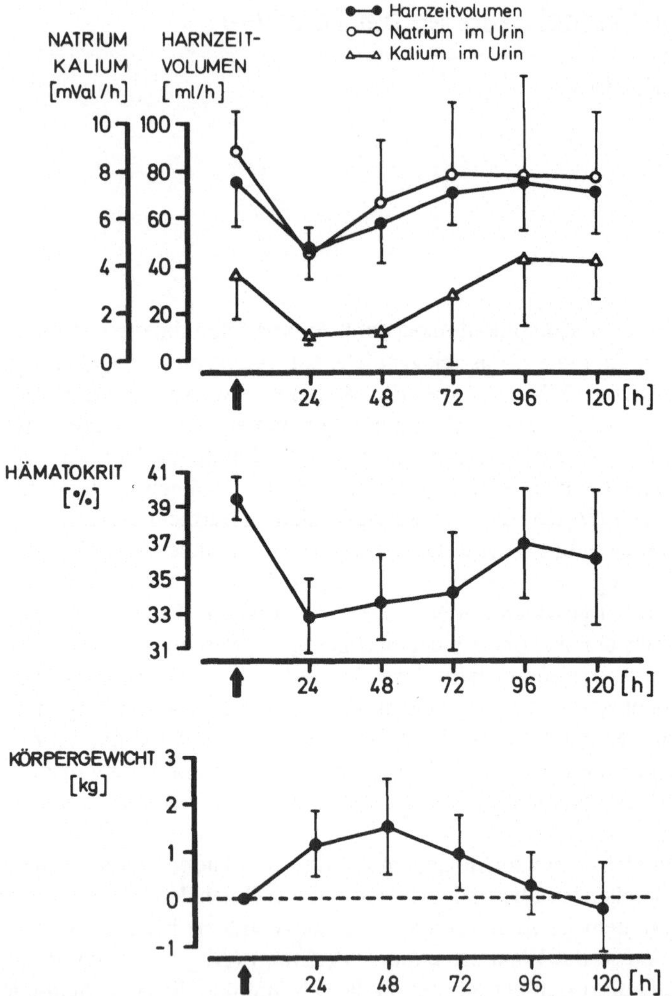

Abb. 1. Veränderungen des Harnzeitvolumens, der Elektrolytausscheidung, des Hämatokritwerts und des Körpergewichtes über 5 Tage unter Fenoteroltherapie ($\bar{x} \pm SD$, n = 12)

Diese Befunde ergeben Hinweise dafür, daß die durch die reduzierte Ausscheidung bei gleichzeitiger Flüssigkeitszufuhr entstehende Hyperhydratation als pathogenetischer Faktor der Lungenödementstehung möglich ist, besonders da die Lungenödeme alle in dem Zeitraum auftraten, in dem die Nierenfunktion am deutlichsten eingeschränkt war.

In umfangreichen tierexperimentellen Untersuchungen haben wir uns mit den Zusammenhängen zwischen Wasserretention und möglicher Lungenödementstehung befaßt. Um das klinische Vorgehen soweit wie möglich nachzuahmen, wurden an wachen weiblichen Neuseeländer Kaninchen über einen Zeitraum von 24 h ansteigende Dosen des β-Mimetikums Fenoterol mit niedriger bzw. hoher Flüssigkeitszufuhr kombiniert.

Es wurden 3 verschiedene Fenoterolapplikationen gewählt: 0,6 μg/kg/min, 20 μg/kg/min und 80 μg/kg/min. Dabei ist die mittlere Dosierung (20 μg/kg/min) beim Kaninchen diejenige, die eine tokolytisch relevante Uterusrelaxation bewirkt. Die meisten der in der Klinik beobachteten Lungenödeme waren kombiniert mit einer sehr hohen Flüssigkeitsbelastung, die meist über dem doppelten Flüssigkeitsbedarf/Tag lag. Der Flüssigkeitsbedarf eines Kaninchens pro 24 h beträgt etwa 100 ml/kg. Um das klinische Vorgehen der Flüssigkeitsdosierung, unter der die Lungenödeme auftraten, nachzuahmen, haben wir deshalb dem etwa 3 kg schweren Kaninchen 30 ml/h Sterofundin zugeführt, das entspricht dem doppelten Tagesbedarf. Als Gegengewicht wurde eine sehr niedrige Flüssigkeitszufuhr (2,5 ml/h) gewählt. Dies entspricht etwa 20% des normalen Flüssigkeitsbedarfs eines Kaninchens. Die Ergebnisse zeigen ein dem Menschen ähnliches Verhalten des Wasserhaushaltes bei Fenoterolapplikation. Es kommt zu einer deutlichen Reduktion der Urinausscheidung.

Unter geringer Zufuhr isotoner Lösung (2,5 ml/h) ist gegenüber den Kontrolltieren die Harnexkretion bei niedriger Fenoteroldosis (0,6 μg/kg/min) pro 24 h um 34%, bei der mittleren Dosierung (20 μg/kg/min) um 55% und bei der hohen Dosierung (80 μg/kg/min) um 71% abgefallen (Abb. 2). Entsprechend der verminderten Urinausscheidung kommt es durch die Flüssigkeitsretention zu einem Gewichtsanstieg. Wegen der 24stündigen Nahrungs- und oralen Flüssigkeitskarenz nehmen die Kontrolltiere im Mittel um 278 g an Gewicht ab. Bei den 3 Feneteroldosierungen ist die Gewichtsabnahme geringer, d.h. es

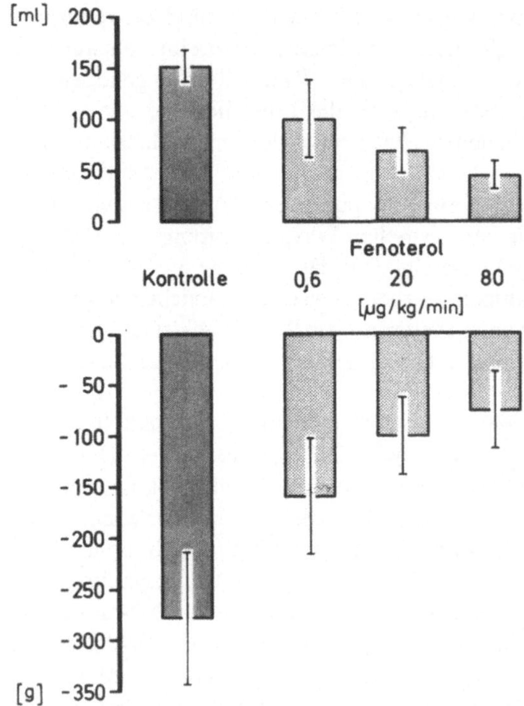

Abb. 2. Urinzeitvolumen und Körpergewicht unter steigender Fenoteroldosierung und Zufuhr von 2,5 ml/h isotoner Flüssigkeit. ($\bar{x} \pm SD$, $n = 8$)

kommt zu einem relativen Gewichtsanstieg, der bei der niedrigen Fenoteroldosis im Mittel 119 g, bei der mittleren Dosierung im Mittel 178 g und bei der hohen im Mittel 203 g beträgt (Abb. 2). Daraus ergibt sich, daß mit steigender Fenoterolkonzentration eine Abnahme der Urinausscheidung mit entsprechendem Gewichtsanstieg verbunden ist. Auch bei hoher Zufuhr von Flüssigkeit und identischen Fenoteroldosierungen kommt es zu ähnlichen Effekten, die nur wesentlich stärker ausgeprägt sind (Abb. 3). Vergleicht man die Ergebnisse der niedrigen Flüssigkeitszufuhr mit den Resultaten der hohen, so zeigt sich, daß die Wassereinlagerung bei Infusion von 30 ml/h isotoner Lösung bei geringer und mittlerer Fenoteroldosis prozentual wesentlich höher ist. Gibt man hohe Mengen Fenoterol, so kommt es wieder zu einer vermehrten Urinausscheidung, wobei die Ursache unklar ist. Zu diskutieren ist eine durch hohe Medikament- und Flüssigkeitszufuhr bedingte Schädigung des Nierenparenchyms.

Aus diesen Ergebnissen lassen sich folgende Schlüsse ziehen:

1. Unter steigender Fenoteroldosierung kommt es zu einer zunehmenden Wassereinlagerung durch eine verminderte Ausscheidung.
2. Auch bei großer Flüssigkeitszufuhr tritt dieser Effekt auf, er ist jedoch prozentual höher als bei niedriger Infusionsmenge.
3. Besonders ungünstig für den Mechanismus der Wasserretention ist eine hohe Fenoteroldosierung in Kombination mit einer großen Wasserbelastung. Diese beiden Komponenten potenzieren sich.

In weiteren Untersuchungen wurde der Frage nachgegangen, ob durch die Flüssigkeitseinlagerung Lungenödeme entstehen und ob sich Herzmuskelnekrosen nachweisen lassen. Die arteriellen Blutgase dienten der Beurteilung der Lungenfunktion. Lunge und Herz wurden histologisch untersucht und anhand des Verhältnisses von Feucht- und Trockengewicht der Flüssigkeitsgehalt der Organe geprüft. Mikroskopisch sind die Lungen der Kontrollgruppen nicht, die der mit Fenoterol behandelten Tieren jedoch z. T. deutlich verändert. Bei dem Fenoterolkollektiv mit niedriger Flüssigkeitszufuhr ist mikroskopisch ein geringes interstitielles Ödem mit vereinzelten Flüssigkeitsaustritten in die Alveolen sichtbar. Der relative Flüssigkeitsgehalt dieser Lungen ist minimal größer (etwa 1%) als der der Kontrolltiere. Für die ventilatorische Funktion haben diese Veränderungen keine Bedeutung, da die Blutgase normal bleiben (Abb. 4). Bei der Gruppe mit der hohen Flüssigkeitszufuhr zeigen sich starke Veränderungen einer vermehrten Flüssigkeitsaufnahme, wobei der Wassergehalt um 10% (von 80 auf 90%) gestiegen ist. Bei der Autopsie der Tiere finden sich regelmäßig z. T. klare, z. T. hämorrhagische Pleuraergüsse, bei einzelnen Tieren etwas Aszites.

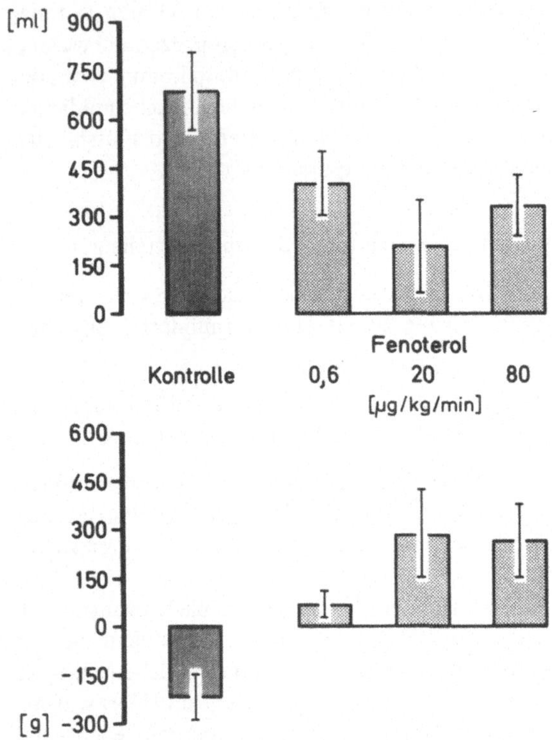

Abb. 3. Urinzeitvolumen und Körpergewicht unter steigender Fenoteroldosierung und Zufuhr von 30 ml/h isotoner Flüssigkeit. ($\bar{x} \pm SD$, n = 8)

Beim Aufschneiden der Lungen fließt ödematöse Flüssigkeit von den Schnitträndern ab. Histologisch sind sehr starke Veränderungen im Sinne eines interstitiellen Ödems und große Bezirke von intraalveolären Ödembildungen nachweisbar. Diese Befunde passen gut zu den blutgasanalytisch nachweisbaren Ateminsuffizienz-Zeichen, die die Tiere gegen Versuchsende zeigen (progredienter Abfall des pO_2, Abb. 5).

Histologisch ließen sich am Herzen keine Veränderungen nachweisen. In der Zusammenschau dieser Ergebnisse kann unter *hoher* Flüssigkeitszufuhr und Fenoterol folgendes ausgesagt werden:

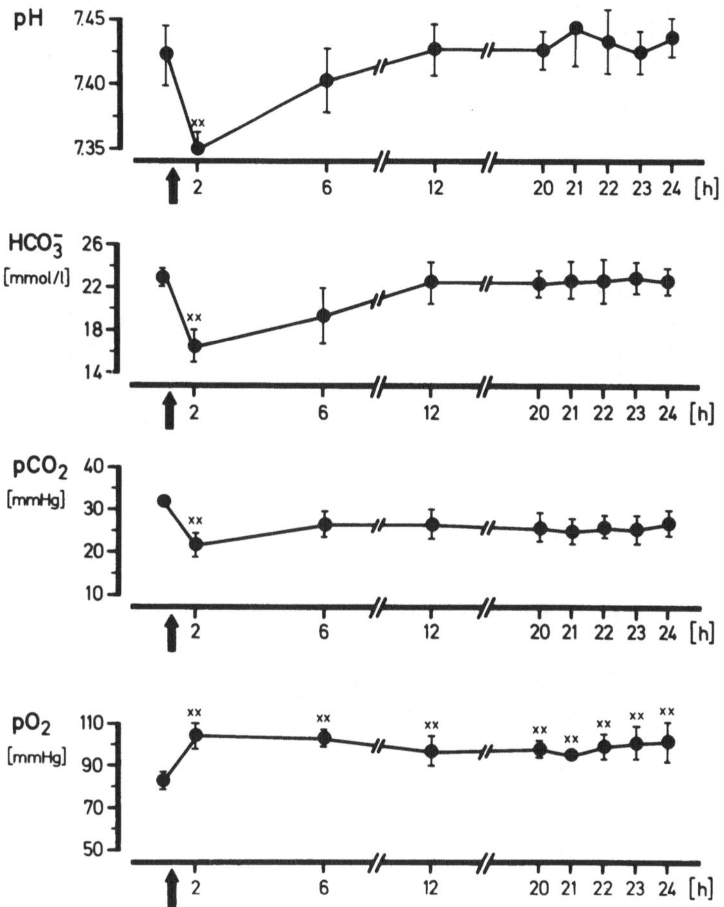

Abb. 4. Verhalten der arteriellen Blutgase bei Infusion von 2,5 ml/h isotoner Lösung und einer Fenoteroldosierung von 20 µg/kg/min.
(Pfeil: Infusionsbeginn $\bar{x} \pm SD$, n = 8)

1. Der prozentuale Flüssigkeitsgehalt in der Lunge steigt um etwa 10% an.
2. Es treten deutliche Zeichen einer Ventilationsstörung gegen Ende der Versuche auf.

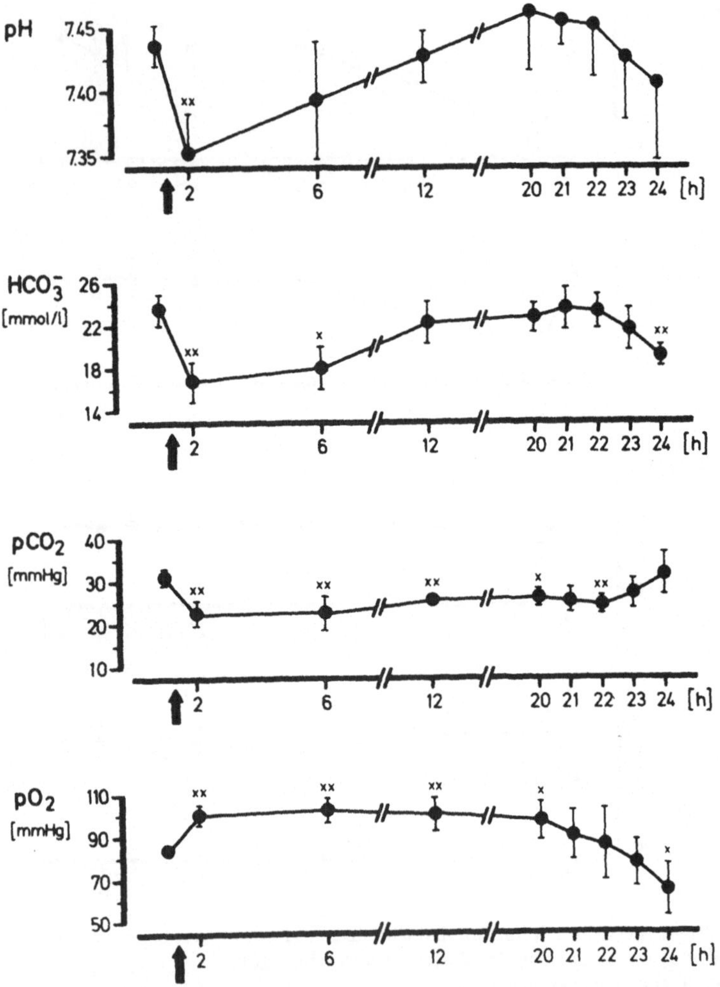

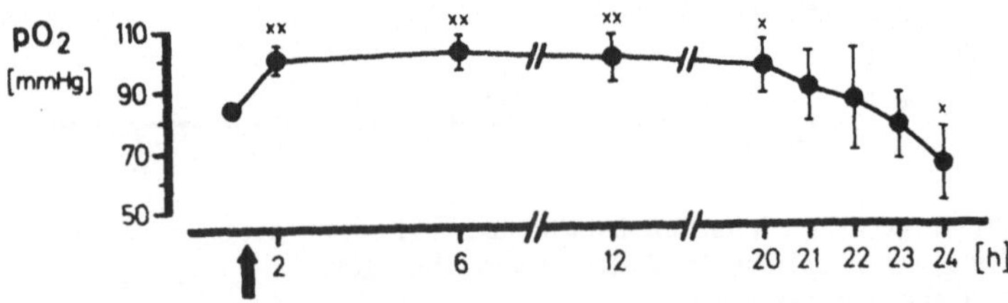

Abb. 5. Verhalten der arteriellen Blutgase bei Infusion von 30 ml/h isotoner Lösung und einer Fenoteroldosierung von 20 μg/kg/min. (Pfeil: Infusionsbeginn, $\bar{x} \pm SD$, $n = 8$)

3. Histologisch lassen sich in der Lunge z. T. massive Veränderungen im Sinne eines interstitiellen und intraalveolären Ödems nachweisen, die die Blutgasveränderungen erklären.
4. Histologisch sind am Herzen keine Nekrosen nachweisbar, so daß die pulmonale Insuffizienz nicht durch eine infolge von Herzmuskelnekrosen hervorgerufene kardiale Dekompensation bedingt ist.

Anhand weiterer Untersuchungen mit gleichzeitiger Bestimmung von Herz-Kreislauf- und Lungenfunktionsparametern (Lungenfunktion mittels arterieller Blutgase, Herzfunktion mittels eines linksventrikulären Herzkatheter wurde der Frage nachgegangen, ob die pulmonale Insuffizienz eine primäre Lungenfunktionsstörung ist oder ob sie durch eine hypervolämisch bedingte Herzinsuffizienz entsteht. Gegenüber den Kontrollgruppen ergab die geringe Flüssigkeitszufuhr mit Fenoterol nur die typischen β_2-bedingten Veränderungen der Atem- und Herz-Kreislauf-Funktion (Hyperventilation, positive Ino-, Chrono- und Dromotropie), jedoch keine negativen Einflüsse. Bei gleichzeitig hoher Flüssigkeitszufuhr kam es zwischen der 12. und 20. Stunde der Applikation zu einer langsam progredienten Einschränkung der Lungenfunktion (Abb. 6) und schließlich präfinal, also sekundär zu einer verminderten Herzleistung, so daß zusammenfassend gefolgert werden kann:
1. Die Lungenfunktion bleibt unbeeinflußt bei niedriger (2,5 ml/h) und hoher (30 ml/h) Zufuhr isotoner Lösung.
2. Die Herz-Lungen-Funktion verändert sich nach Gabe von Fenoterol im Sinne eines erhöhten Herz-Minuten- und Atem-Minuten-Volumens, bei gleichzeitiger Gabe von 2,5 ml/h isotoner Lösung. Negative Einflüsse auf Herz- und Lungenfunktion können nicht nachgewiesen werden.
3. Die Herz-Lungen-Funktion verschlechtert sich nach Gabe von Fenoterol in Kombination mit hoher isotoner Flüssigkeitszufuhr (30 ml/h). Dabei ist die Lungenfunktion im Sinne einer ödembedingten Perfusionstörung primär beeinträchtigt. Die Einschränkung der Herzfunktion ist eine sekundäre Folge der Lungenfunktionsstörung.

Diese Ergebnisse, die wir am Tierexperiment gewonnen haben, sind inzwischen von amerikanischen Studiengruppen bestätigt worden. Sie konnten bei Patientinnen im Lungenödem mittels Rechtsherzkatheter

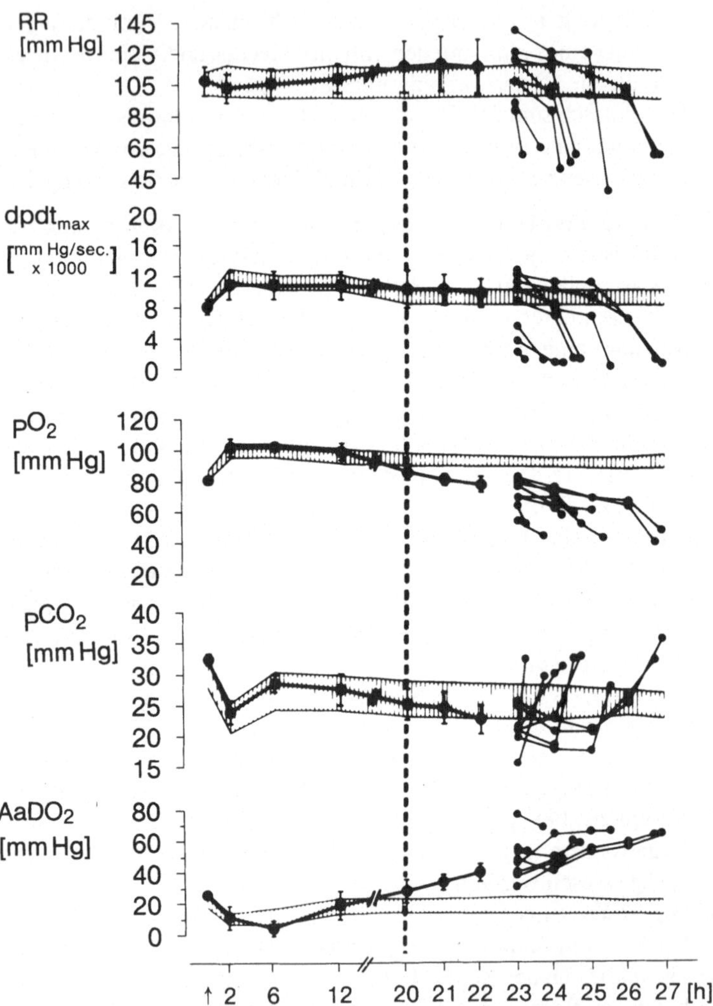

Abb. 6. Herz- und Lungenfunktionsparameter unter 20 μg/kg/min Fenoterol. Die schraffierten Flächen geben den s-Bereich bei niedriger (2,5 ml/h) Infusion isotoner Lösung an und dienen als Vergleichsgruppe des Kollektivs mit hoher (30 ml/h) Zufuhr isotoner Lösung. Von diesen sind die $\bar{x}$ und SD-Werte als durchgezogene Linie bis zur 22. Stunde angegeben. Danach sind wegen der

zeigen, daß der pulmonale Verschlußdruck im Normbereich lag; zum anderen liegen erste echokardiographische Befunde nach Applikation von β-Mimetika, bei schwangeren Patientinnen, die ins Lungenödem kamen, vor. Sie berichten über Ödeme bei herzgesunden Patientinnen und echokardiographisch normaler Herzfunktion.

Probleme der Kombination von β-Mimetika mit anderen Medikamenten

Kombination mit Prostaglandinantagonisten

Bei ungenügend tokolytischem Effekt der β-Mimetika oder um die Dosis dieser Medikamente zu reduzieren, kommt gelegentlich die Kombination mit verschiedenen Prostaglandinantagonisten (z.B. Aspirin oder Amuno) zur Anwendung. Obwohl der wehenhemmende Effekt verbessert wird und die Dosisreduktion der β-Stimulatoren zu einer Minderung der Nebenwirkungen führen kann, scheint diese Therapieform nicht unproblematisch, da schwere Lungenödeme, 2 mit tödlichem Ausgang, beschrieben sind.

Aus der internistischen Literatur ist bekannt, daß Prostaglandinantagonisten in seltenen Fällen zum Lungenödem führen. Im Tierexperiment haben wir die Kombination von Fenoterol mit Azetylsalyzylsäure bzw. Indometacin auf den Salz-Wasser-Haushalt geprüft. Dabei zeigte sich, daß die Prostaglandinantagonisten in der Monotherapie eine geringgradige Verminderung der Nierenfunktion hervorrufen und zu einer leichten Zunahme des Flüssigkeitsgehalts in allen Organen führen (Abb. 7).

In Kombination mit Fenoterol tritt eine weitere, allerdings nur geringgradige Verschlechterung der Nierenfunktion und eine Zunahme des Flüssigkeitsgehalts der Organe auf. Dies kann von seiten der Lungenfunktion her problematisch sein.

unterschiedlichen Verläufe die Einzelkurven bis zum Tod jedes Tieres angegeben. Ab der 20. Stunde ist der pO_2 außerhalb des Bereichs der Vergleichsgruppe. Die Herzfunktionsparameter RR, dp/dt_{max} zx (Parameter der Kontraktiliät des Herzens) sind noch für mehrere Stunden im Normbereich. (Pfeil: Infusionsbeginn, $\bar{x} \pm SD$, $n = 8$)

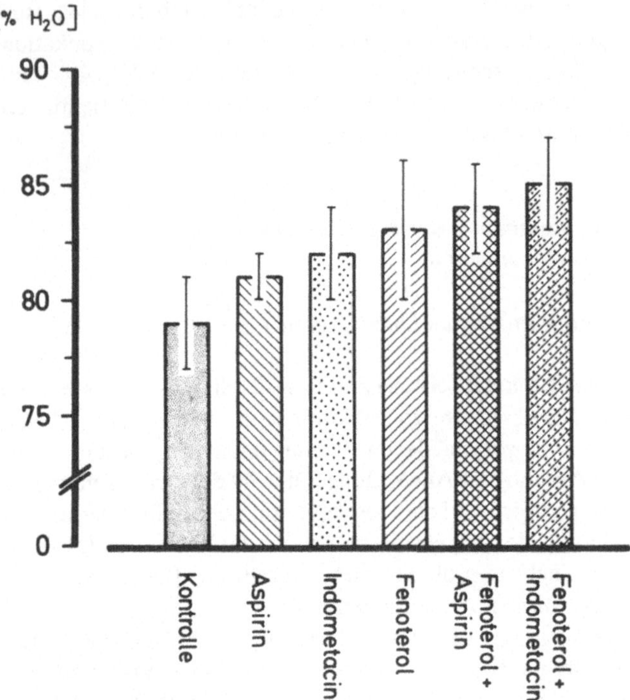

Abb. 7. Einfluß von Azetylsalizylsäure, Indometazin und Fenoterol in Monotherapie sowie in Kombination auf den Flüssigkeitsgehalt der Lunge. Alle 3 Medikamente führen allein zu einem Anstieg des Flüssigkeitsgehalts der Lunge, der am stärksten bei Fenoterol ausgeprägt ist. Die Kombination von Fenoterol mit den Prostaglandinantagonisten zeigt die Tendenz einer weiteren Zunahme des Flüssigkeitsgehalts. ($\bar{x} \pm SD$, $n = 8$)

Da bisher über die Wirkung bzw. Nebenwirkung dieser Kombinationstherapie sehr wenig bekannt ist, sollten die beobachteten schweren Lungenödeme ein nachdrücklicher Hinweis darauf sein, diese Kombinationstherapie möglichst zu meiden.

Kombination mit Verapamil

Diese Therapieform wurde von Fleckenstein inauguriert unter dem Aspekt einer Kardioprotektion, die im Tierexperiment auch sicher nachgewiesen ist. Klinische Untersuchungen konnten jedoch belegen, daß in der bei schwangeren Patientinnen gewählten Dosierungsform ein kardioprotektiver Effekt nicht nachweisbar ist. Im Akutversuch am Hund untersuchten wir den Einfluß dieser Kombinationstherapie auf die Nierenfunktion und konnten zeigen, daß sowohl die renale Durchblutung als auch die glomeruläre Filtration bei der Verabreichung von Fenoterol und Verapamil stark negativ beeinflußt werden. Vor allen Dingen jedoch kommt es zu einer zusätzlichen Verminderung der Ausscheidung.
Verapamil allein in der klinisch üblichen Dosierung hat keine negativen Effekte auf diese Parameter.
Da dieser von Fleckenstein inaugurierte kardioprotektive Effekt in der klinisch üblichen Dosierung nicht auftritt, eine Dosissteigerung jedoch einen Abfall der Plazentaperfusion und hypotone Kreislaufreaktionen erwarten läßt, scheint diese Kombinationstherapie unter dem Gesichtspunkt der Nierenfunktion und der Lungenödementstehung nach unserer Meinung nicht mehr indiziert.

Kombination mit Kortikosteroiden

Die meisten Lungenödeme sind in der Kombinationstherapie von β-Mimetika mit Kortikosteroiden aufgetreten.
Diese Medikation ist hinsichtlich der Lungenödementstehung wahrscheinlich die gefährlichste. Welche Rolle dabei die Kortikosteroide spielen, konnte bisher noch nicht ausreichend geklärt werden. Aus tierexperimentellen Beobachtungen ist jedoch bekannt, daß diese Kombination zu einer zusätzlichen Elektrolyt- und Wassereinlagerung in der Lunge führt.
Zum anderen erhöhen die Kortikosteroide den Gefäßwiderstand in der Lunge. Beide Faktoren können mit anderen ein Lungenödem induzieren. Es sollte deshalb bei dieser Kombinationstherapie eine intensive Überwachung der Patientin durchgeführt werden.

Intrapartale Notfalltokolyse mit anschließender Sectio

Es liegen einige Berichte von Lungenkomplikationen nach intrapartaler Tokolyse mit anschließender Sectio vor. In tierexperimentellen Untersuchungen mit ansteigenden Bolusgaben von 1–80 µg/kg Fenoterol konnten wir nachweisen, daß mit steigender Fenoteroldosierung nicht nur die Ausscheidung pro Stunde absinkt, sondern daß sich auch das zeitliche Intervall bis zur Normalisierung verzögert (Abb. 8). Beide Gesichtspunkte haben bei Patientinnen nach intrauteriner Reanimation mit anschließender Sectio unter dem Gesichtspunkt der Lungenödementstehung klinische Relevanz, da die Urinausscheidung für mehrere Stunden eingeschränkt ist. Der Operationsstreß kann die renale Funktion weiterhin verschlechtern. Zusätzlich ist bekannt, daß Fentanyl, das häufig bei der Sectionarkose Verwendung findet, antidiuretisch wirkt. In Verbindung mit der schwangerschaftsbedingten Hypervolämie bedeuten alle diese Faktoren zusammen ein hohes Risiko zur Überwässerung, das im Extremfall zur Entstehung des Lungenödems führen kann. Es ist deshalb notwendig, den Anästhesisten von den präoperativ erfolgten Maßnahmen der intrauterinen Reanimation zu unterrichten, damit die verminderte Ausscheidung bei und nach der Operation nicht fehlgedeutet und durch eine hohe Flüssigkeitszufuhr auszugleichen versucht wird.
Es ist eine eher negative Flüssigkeitsbilanz zu empfehlen, evtl. sind Diuretika indiziert.

β-Mimetika und Gestose

Obwohl umstritten, werden β-Mimetika bei der Gestose sowohl antihypertensiv als auch unter der Indikation der drohenden Frühgeburt eingesetzt. Eigene Untersuchungen an schwangeren Patientinnen zeigen, daß die Wasserretention gegenüber einer Vergleichsgruppe bis zu 30% höher ist (Abb. 9). Ausgehend von einem vermehrten extravasalen Volumen, einer vermuteten gesteigerten Kapillarpermeabilität bei der Gestose, die unter β-Mimetika zunimmt, und der wesentlich erhöhten Flüssigkeitseinlagerung sind diese Patientinnen zur Lungenödembildung besonders prädestiniert.
Eine intensive Überwachung ist deshalb indiziert.

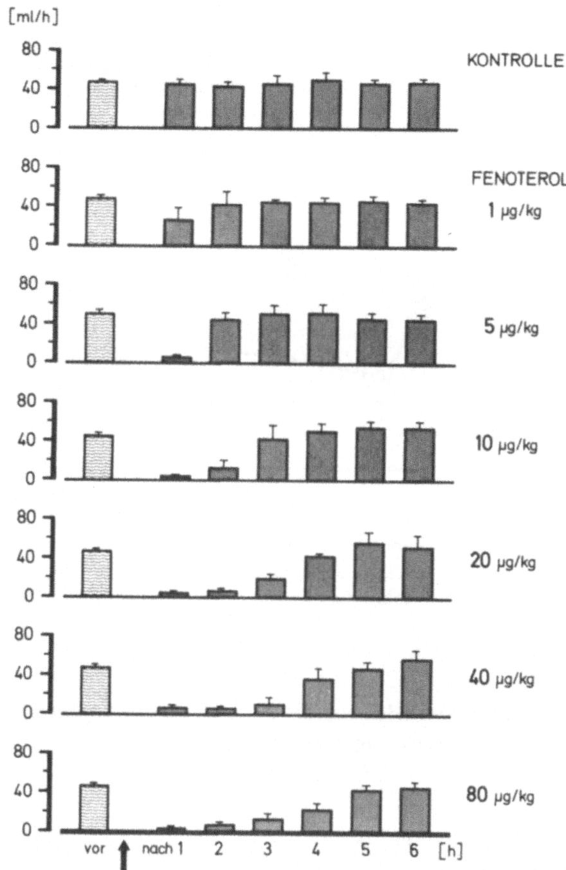

Abb. 8. Einfluß steigender Fenoteroldosierungen im Bolus auf die Urinausscheidung beim hydrierten (Einfuhr = Ausfuhr) Kaninchen. Steigende Dosierungen führen neben einer dosisabhängigen Antidiurese auch zu einer zeitlich verlängerten Reduktion der Urinausscheidung. (Pfeil: Bolusgabe, $\bar{x} \pm SD$, $n = 8$)

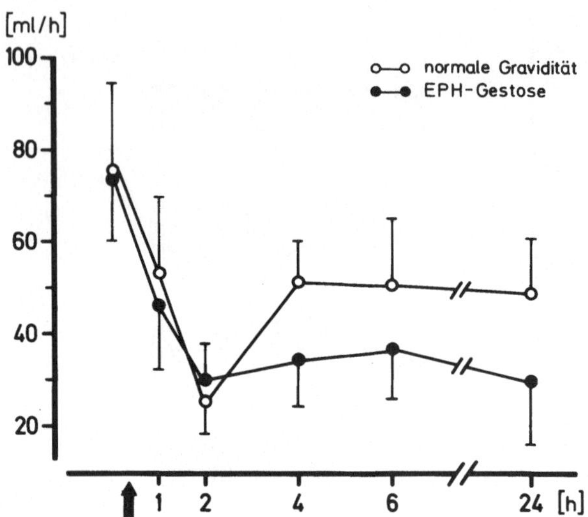

Abb. 9. Unterschiedliches Verhalten der Urinausscheidung bei Patientinnen mit Gestose (n = 8) im Vergleich zu Patientinnen mit einer normalen Gravidität (n = 12) unter tokolytischer Therapie. (Pfeil: Infusionsbeginn)

Lungenödementstehung bei gesunden Schwangeren, bestimmten Schwangerschaftskonstellationen und Schwangerschaftserkrankungen

Der überwiegende Anteil der beobachteten Lungenödeme trat nachweislich bei völlig gesunden Patientinnen auf.

Aus den veröffentlichten Krankengeschichten der Patientinnen, die ins Lungenödem kamen, sind mehrere Punkte erwähnenswert:

1. Lungenödeme wurden bisher nur in den ersten 3 Tagen der Therapie beobachtet, waren immer kombiniert mit einer intravenösen tokolytischen Therapie mit z. T. exzessiver Flüssigkeitszufuhr und gelegentlich auch mit einer gleichzeitig hohen Trinkmenge.
2. Lungenödeme wurden bisher mit wenigen Ausnahmen nur im 3. Schwangerschaftstrimenon beobachtet, also zu einem Zeitpunkt in dem der schwangere Organismus zu einer sehr starken Wasserretention neigt.

3. Die häufige Verbindung mit anderen Medikamenten (z. B. Glukokortikoiden, Prostaglandinantagonisten, Kalziumantagonisten).
4. Die häufige Kombination mit besonderen Schwangerschaftssituationen, z. B. Gemini, Hydramnion oder mit einer schwangerschaftsspezifischen Erkrankung, z. B. Gestose.

Aus diesen Beobachtungen und den klinischen sowie tierexperimentellen Untersuchungen scheint die Pathophysiologie des Lungenödems folgende zu sein (Abb. 10):

1. Die antidiuretische Wirkung und der gleichzeitig erhöhte Dursteffekt der β-Mimetika bewirken eine Senkung des kolloidosmotischen Drucks.
2. Durch die Steigerung des Herzzeitvolumens, durch Shuntbildungen und präkapillare Veränderungen in der Lunge entsteht ein erhöhter hydrostatischer Druck.
3. β-Mimetika führen zu einer Steigerung der Membranpermeabilität für H_2O und Na.

Die Folge dieser physiologischen β_2-sympathikomimetischen Wirkung ist eine mäßiggradige interstitielle Ödembildung im Bereich der Lunge sowie in allen anderen Organen. Diese Veränderungen sind jedoch so gering, daß sie klinisch keine Beschwerden verursachen, in den Blutgasen nicht nachweisbar sind und wahrscheinlich auch röntgenologisch nicht in Erscheinung treten. Wie wir in unseren Untersuchungen nachweisen konnten und es auch aus den Krankengeschichten der Patientinnen, die ins Lungenödem kamen, ersichtlich wird, ist der Wasserhaushalt bei der Entstehung der Lungenödeme ein wichtiges Stellglied. Ist der Gesamtwassergehalt des Körpers hoch, liegt sozusagen ein erhöhter Ausgangswert vor, wie z. B. bei Gestosepatientinnen, oder reagiert der Körper auf eine Wasserretention oder Wasserbelastung extrem, wie z. B. im 3. Schwangerschaftstrimenon oder bei präexistenten Herz-Lungen- und Nierenerkrankungen, oder werden Medikamente mit antidiuretischer Wirkung gegeben oder Pharmaka, die eine Steigerung der Kapillarpermeabilität bewirken, wie z. B. Prostaglandinantagonisten, so sind dies zusätzliche potentielle Gefahren für die Lungenödementstehung.

Die Kombination einiger solcher Faktoren mit β_2-Sympatikomimetika und einer gleichzeitigen unkontrollierten Infusionstherapie können zur Entwicklung eines klinisch manifesten Lungenödems führen.

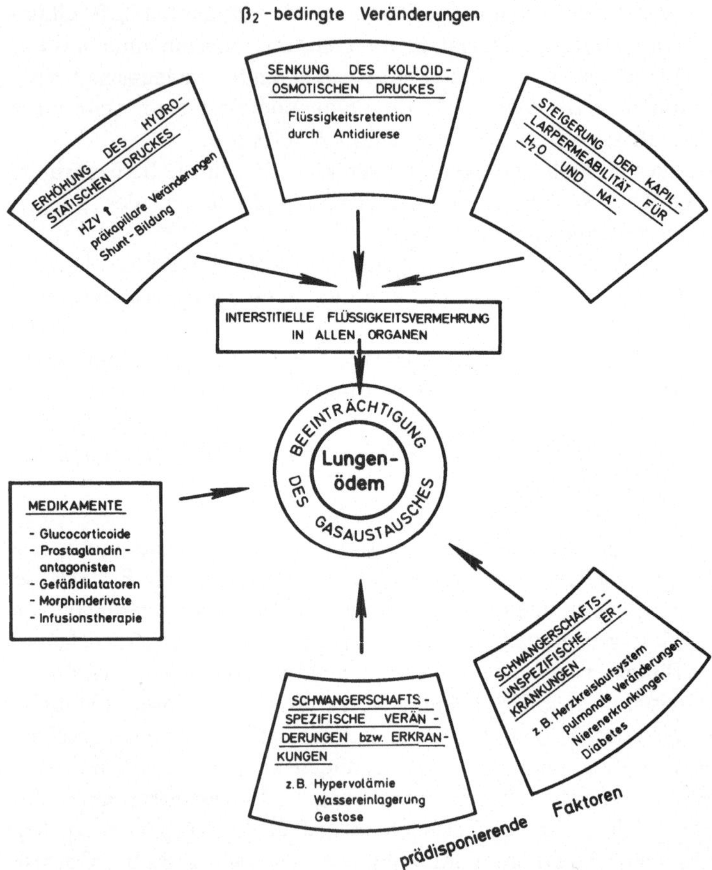

Abb. 10. Pathophysiologie der Lungenödementstehung bei β_2-sympathikomimetischer Therapie. Die dargestellten β_2-bedingten Veränderungen führen zu einer interstitiellen Flüssigkeitsvermehrung in allen Organen. In der Lunge entsteht dadurch ein interstitielles Ödem. Bei Kombination mit prädisponierenden Faktoren oder Medikamenten (besonders bei hoher intravenöser Flüssigkeitszufuhr) führen diese zusätzlichen Komponenten zu einer Beeinträchtigung der Lungenfunktion und schließlich zum Lungenödem

Die Hauptgefahr dieser Komplikation ist in den ersten 48–72 h der Therapie gegeben, da in diesem Zeitraum der antidiuretische Effekt der β-Mimetika am stärksten ist; danach adaptiert sich der Körper und die Ausscheidung wird wieder normal. Nach dieser kritischen Zeitspanne von etwa 3 Tagen ist die Gefahr der Lungenödementstehung nach den bisher vorliegenden Berichten weitgehend abgeklungen.

Überwachung der Patientinnen, Durchführung der Therapie unter dem Gesichtspunkt der Prävention von Lungenödemen

Neben der allgemeinen Herz-Kreislauf-Überwachung muß eine intravenöse tokolytische Therapie mit einer exakten Ein- und Ausfuhrkontrolle einhergehen. Zu empfehlen ist ein Dauerkatheter. Ist die Urinausscheidung über einen längeren Zeitraum (> 4 h) unter 30 ml/h abgesunken, so sind Diuretika indiziert. Besteht in den ersten 24 h eine negative Bilanz von über 600 ml, so sollten ebenfalls Diuretika gegeben werden.

Patientinnen, bei denen wegen eines ungenügenden tokolytischen Effekts eine Dosissteigerung notwendig ist – dies ist gewöhnlich mit einer vermehrten Flüssigkeitszufuhr verbunden – sind besonders ödemgefährdet, da mit ansteigender Dosierung des Tokolytikums die Wasserretention zunimmt und sich bei gleichzeitiger erhöhter Flüssigkeitszufuhr 2 negative Komponenten potenzieren. In solchen Fällen empfiehlt es sich, entweder die Konzentration des Tokolytikums in der Trägerlösung zu erhöhen oder das β-Mimetikum über einen Perfusor zu applizieren, um die Flüssigkeitszufuhr möglichst eingeschränkt bzw. konstant zu halten.

Diese sollte 1000–1500 ml/24 h nicht übersteigen. Auch die orale Flüssigkeitsmenge ist so niedrig wie möglich zu halten, da die Patientinnen durch den zentralen β-mimetisch induzierten Dursteffekt im Vergleich zur gesunden Schwangeren pro Tag etwa die doppelte Menge trinken.

Besondere Vorsicht aber ist geboten, wenn zusätzliche Faktoren vorliegen, die mit einer erhöhten Wasserbelastung einhergehen oder auf diese extrem reagieren, wie z. B. Kortikosteroidtherapie oder Patientinnen mit einer Gestose, Nierenerkrankungen, Diabetes mellitus, präexistenten Herz-Kreislauferkrankungen, Gemini und Hydramnion. Diese Situationen sind als relative Kontraindikationen anzusehen, bei denen auch bei geringer Flüssigkeitszufuhr (schon bei etwa 1000 ml/24 h) mit der Gefahr eines Lungenödems zu rechnen ist. Diese Patientinnen müssen besonders gut überwacht werden. Bei Risikopatientinnen hat sich bei uns neben dem Legen eines Dauerkatheters zur Ein- und Ausfuhrkontrolle bzw. Bilanzierung die Applikation eines zentralvenösen Katheters gut bewährt. Der kontinuierliche Anstieg des zentralen Venendrucks gibt schon relativ frühzeitig einen guten Hinweis für eine Gefährdung der Patientin. Werte zwischen 10 und 15 cm H_2O sind als Zeichen eines beginnenden Lungenödems zu deuten. Bei Werten > 20 cm H_2O ist die akute Gefahr des Lungenödems gegeben. Im Einzelfall sind Bestimmungen der arteriellen Blutgase sowie die Überwachung mittels eines Herzkatheters zu diskutieren.

Literatur

Für ausführliche Literaturübersichten zur Problematik der Tokolyse mit β-Stimulatoren und ihrer Nebenwirkungen verweisen wir auf:

Grospietsch G, Kuhn W (1983) Tokolyse mit Betastimulatoren. Thieme, Stuttgart New York

Diskussion

Frage: Wann besteht die Gefahr des Lungenödems bei tokolytischer Therapie?

Grospietsch: Dazu ist zu sagen, daß die Gefahr des Lungenödems, soweit wir das heute wissen, nur bei der intravenösen tokolytischen Therapie auftritt, nicht bei der oralen Therapie, und praktisch nur während der ersten 3 Tage, nämlich in dem Zeitraum, in dem die negative Beeinflussung auf die Nierenfunktion nachweisbar ist, in dem auch die Herz-Kreislauf-Parameter verändert sind. Danach adaptiert sich der Körper weitgehend an die β-Mimetikawirkung; die Nierenfunktionsparameter normalisieren sich wieder, und die kardialen Parameter, die am Anfang sehr stark positiv inotrop und chronotrop reagieren, haben eine rückläufige Tendenz. Also ungefähr nach 3 Tagen ist die Gefahr des Lungenödems, soweit wir bisher wissen, weitgehend ausgestanden.

Frage: Ist eine ambulante Therapie unter hoher oraler Dosierung zu empfehlen?

Grospietsch: Sie sollten keine Patientin mit einer hochdosierten oralen tokolytischen Therapie nach Hause entlassen. Eine solche Patientin gehört schon wegen der Kreislaufnebenwirkung in stationäre Behandlung. Sie können sie nicht mit 8–10 Tabletten nach Hause lassen.

Frage: Wie stehen Sie zur Frage der Kardioprotektion mit Verapamil (Isoptin) unter tokolytischer Therapie?

Grospietsch: Wir sind der Meinung, daß die Kardioprotektion – und ich nehme an, der Beitrag Irmer wird das noch einmal ganz genau ausführen – daß eine Kardioprotektion in der klinisch üblichen und möglichen Dosierung nicht vorhanden ist und daß es sich deswegen sicherlich um eine Therapie handelt, bei der zumindest der positive Effekt sehr fraglich ist; die Nierenfunktion wird nach unseren tierexperimentellen Untersuchungen negativ beeinflußt. Deshalb haben wir von dieser Therapie Abstand genommen. Das ist die Meinung unserer Klinik, und der Beitrag Irmer wird möglicherweise noch eine andere Zusatztherapie bringen. Ich möchte darauf jetzt nicht eingehen.

Frage: Welche Menge an Flüssigkeit verabreichen Sie bei der intravenösen Therapie?

Grospietsch: Das Wasser braucht man nicht, aber das Tokolytikum braucht man. Und die orale Therapieform ist eine sehr fragliche Therapieform. Sie kennen alle die Untersuchungen von Herrn Baumgarten, der sogar in Frage stellt, ob die orale Therapieform überhaupt die nötigen tokolytischen Konzentrationen hat. Wenn eine Tokolyse überhaupt indiziert ist, sollte sie am Anfang auf jeden Fall i.v. durchgeführt werden. Wenn sie i.v. durchgeführt wird, sollte man die Flüssigkeit so weit wie möglich einschränken, d.h. wenn eine Dosissteigerung notwendig ist, sollte man die Flüssigkeit konzentrieren, am besten mit einem Perfusor arbeiten; allerdings muß man sehr vorsichtig sein, denn die Perfusortherapie birgt die hohe Gefahr einer Überdosierung in sich. Wenn aus Versehen falsch dosiert wird, bekommt die Patientin u.U. die 10- bis 100fache Dosis zugeführt, und dann kommt sie in einen Kreislaufschock. Eine Perfusortherapie muß also unter intensivster medizinischer Überwachung erfolgen. Wir arbeiten in unserer Klinik deshalb nur ausnahmsweise mit einem Perfusor. Als Richtwert für die intravenöse Therapie gilt die Infusion von 1000 ml/ 24 Std. Trägerlösung. Bei notwendiger Dosissteigerung des Tokolytikums muß diese in der Trägerlösung konzentriert werden. Richtwerte für die orale Flüssigkeitsaufnahme etwa 1000 ml/24 Std.

Mosler: Können Sie vielleicht noch einmal kurz ein Wort zu den Dosen sagen, die Sie bei den tierexperimentellen Untersuchungen verwandt haben? Ich glaube, es ist sehr wichtig, die verabreichte Menge zu kennen, um überhaupt einmal vergleichbare Mengenangaben zu erhalten. Es sind wohl etwa die 30fachen Dosen, die zu diesen Veränderungen führen können. Und ich glaube, das muß man wissen, um Vergleiche anstellen zu können.

Grospietsch: Man muß dazu allerdings auch wissen, daß Tiere einen wesentlich höheren Bedarf haben. Wir haben diese Diskussionen auf wissenschaftlichen Tagungen sehr häufig geführt. Ratten und Kaninchen brauchen eine sehr viel höhere Dosierung, um eine tokolytische Wirksamkeit zu erzeugen. Sie brauchen auch höhere Dosierungen als der Mensch, um z. B. kardiale Wirkungen sichtbar zu machen. Man muß sich da einfach nach den klinischen Parametern richten; welches ist die tokolytisch relevante Dosis, welche Dosis führt zu entsprechenden Veränderungen der Herz-Kreislauf-Parameter bei diesen Tieren. Kaninchen sprechen erst bei sehr viel höheren Dosen entsprechend an, und deswegen diese Dosierung. Aber ich meine, daß die Effekte denen, wie sie beim Patienten oder beim Menschen auftreten, ähneln. Eine gewisse Vergleichbarkeit ist deshalb gegeben.
Ich sollte zum Aspirin doch noch mal ganz schnell Stellung nehmen. Herr Mosler, Sie sind ein Verfechter der Aspirintherapie. Was ich sagen wollte, ist, daß ich vor der Kombinationstherapie warne, weil hier eine sehr hohe Gefahr der Komplikationsmöglichkeit des Lungenödems gegeben ist. Wenn Sie mit einem β-Mimetikum nicht zurecht kommen und es dann absetzen und umstellen auf einen Prostaglandinantagonisten, dann meine ich, haben Sie eine gewisse Berechtigung. Aber die Kombination ist eine hochgradige Gefähr-

dung. Wir wollen jetzt nicht in den Prostaglandinantagonistensektor abschweifen, das ist ein großer Sektor mit vielen Für und Wider. Theoretisch ist es eine sinnvolle Therapie, die aber viele Fragezeichen von seiten der Mutter und v. a. auch von seiten des Kindes, die noch nicht geklärt sind, aufweist. Aber ich möchte heute eigentlich nur darauf hinweisen, daß die Kombinationstherapie mit einem β-Mimetikum gefährlich ist und daß man sie deswegen vermeiden sollte.

Künzel: Es wäre wohl richtig, das infundierte Volumen zu reduzieren, denn bei Ihren Untersuchungen haben Sie ein Volumen infundiert, das einer Menge von etwa 12 l/Tag entspricht. 12 l pro Tag, das trinkt kein Patient. Die Fälle, glaube ich, bei denen Lungenkomplikationen aufgetreten sind, hatten ja doch wohl eine Gesamtmenge von 5–6 l pro Tag infundiert bekommen, und hier gilt es doch, grundsätzlich zu überlegen, ob man nicht doch auf die Perfusortherapie generell umstellen sollte, um große Infusionsmengen zu vermeiden.

Grospietsch: Das ist natürlich richtig. Die den Kaninchen infundierte Menge darf nicht auf den Menschen hochgerechnet werden. Sie entspricht dem doppelten Flüssigkeitsbedarf eines Kaninchens und ist deshalb dem Volumen adäquat, das Patientinnen, die im Lungenödem waren, infundiert bekommen hatten.

Künzel: Wir haben diese Komplikationen nie gesehen, weil wir die Tokolyse immer mit einem Perfusor durchgeführt haben.

Grospietsch: Das ist völlig richtig, und das ist das, was wir letzten Endes auch empfehlen: daß man eine tokolytische Therapie mit der kleinstmöglichen Flüssigkeitsmenge durchführt und damit die Lungenödemgefährdung bannen kann. Nur ist das eben nicht an allen Kliniken möglich. Zum anderen sind die Perfusoren zum großen Teil nicht stufenlos einstellbar, eine Überdosierungsgefahr ist damit gegeben.

Physiologische Wirkungen von Magnesium und Kalziumantagonisten bei der Tokolyse

W. Wiest

Der Einsatz von β-Mimetika zur Behandlung der vorzeitigen Wehentätigkeit stellt einen bedeutsamen Fortschritt in der Geburtshilfe dar. Bei der Anwendung von β-Mimetika zur Tokolyse ist die Stimulation der β-Rezeptoren der glatten Muskulatur des Uterus nur eine Komponente aus dem Gesamtkomplex der β-Stimulation. Da die β-Rezeptoren im Organismus ubiquitär verteilt sind, ist eine gezielte Wirkung β-adrenerger Substanzen auf den Uterus allein nicht möglich, es werden immer auch die β-Rezeptoren anderer Organe mitstimuliert. Der bei der Wehenhemmung erwünschte Effekt der β-Mimetika wird durch die relaxierende Wirkung dieser Substanzen auf die β_2-Rezeptoren der glatten Muskulatur des Uterus hervorgerufen. Die heutigen, zur Tokolyse verwendeten β-Mimetika wie Buphenin, Fenoterol, Ritodrin, Salbutamol und Terbutalin, sind in ihrer Wirksamkeit vorwiegend auf β_2-Rezeptoren gerichtet und somit älteren, unspezifischen Substanzen wie Isoxsuprin, Orciprenalin und Isoprenalin überlegen. Dennoch zeigen alle eine β_1-Aktivität und sind somit nicht frei von unerwünschten Wirkungen.

Da es bis heute keine Substanz gibt, die selektiv die β_2-Rezeptoren des Uterus stimuliert, kommt den sog. Nebenwirkungen – auch systemische Wirkungen genannt – entsprechende Bedeutung zu. Diese systemischen Wirkungen der β-Mimetika stellen den limitierenden Faktor bei der Tokolyse dar. Deshalb wird versucht – mit einer Zusatzmedikation – die systemischen Wirkungen möglichst gering zu halten.

Für den Kliniker bedeutsam sind die durch die β-Stimulation vermittelten Veränderungen im kardiovaskulären System. β-Mimetika entfalten am Herzen eine positiv chronotrope, dromotrope und inotrope Wirkung, die sich in der Erhöhung von Sinusfrequenz, der Überleitungsgeschwindigkeit im AV-Knoten und in der Potenzierung der

Kontraktionskraft von Vorhof und Ventrikel manifestiert. Die daraus resultierende Erhöhung der Förderleistung des Herzens stellt eine kardiale Mehrbelastung dar. Diese Effekte sind am ersten Tag der β-Stimulation am stärksten ausgeprägt und schwächen sich bei Langzeittokolyse ab. Klinisch reicht die Skala der durch die β-Stimulation erzeugten kardialen Effekte von relativ harmlosen, funktionellen Störungen – wie Tachykardie und Herzklopfen – über ernstere Komplikationen wie Dysrhythmien bis hin zu gravierenden morphologischen Veränderungen am Herzen. Das pathogenetische Prinzip der myokardialen Veränderung ist in einem vom β-Rezeptoren induzierten erhöhtem Ca^{++}-Einstrom in die Herzmuskelzelle zu suchen mit der Folge einer elektromechanischen Überkoppelung. Dies führt über eine vermehrte Herzarbeit zu einem erhöhten Sauerstoffverbrauch des Myokards, mit der letzten Konsequenz von hypoxischen Herznekrosen vom Typ der isoproterenolinduzierten „infarkt-like lessions". Eine Verstärkung der schädigenden Wirkung der β-Mimetika auf den Herzmuskel wird zusätzlich bei der gleichzeitigen Gabe von Kortikosteroiden, Ca^{++}-Salzen, Vitamin-D und bei Kalium- oder Magnesiummangel beobachtet.

Zur Verhinderung der Kardiotoxizität der β-Mimetika sind theoretisch 3 Möglichkeiten gangbar: Elektrolytsubstitution (K^+ und Mg^{++}), Gabe von Ca^{++}-Antagonisten und β_1-„selektive" Rezeptorenblokkern.

Im Tierexperiment konnte gezeigt werden, daß durch die Gabe von K^+ und Mg^{++} die β-adrenerg bedingten Myokardläsionen verhütet werden konnten. Diese Zusatztherapie geht von der Vorstellung aus, daß K^+ und Mg^{++} die Bindung von Ca^{++} an intrazelluläre Strukturen kompetitiv erschweren kann. Wie aus der Literatur und eigenen Studien bekannt, kommt es nach einer β-adrenergen Überstimulation am Myokard zu einem hochgradigen Defizit an energiereichem Phosphat. Der für die Myokardfaser deletäre Zusammenbruch der ATP- und Kreatininphosphatfraktion nach β-Stimulation ist auf eine Überlastung des Faserinnern mit Ca^{++} zurückzuführen. Adrenalin führt über eine Steigerung des transmembranären Ca^{++}-Influxes zu einem Anstieg von freien Ca^{++}-Ionen in der Myokardfaser. Das erhöhte Angebot von freien Ca^{++}-Ionen führt dann seinerseits zu einer verstärkten Aktivierung der Ca^{++}-abhängigen Myofibrillen-ATPase, d.h. zu einer Intensivierung von ATP-Verbrauch und mechanischer Span-

nungsentwicklung. Mg^{++}-Ionen können, offenbar aufgrund ihrer physiologischen Rolle als Ca^{++}-Antagonisten, die Bindung von Ca^{++} an intrazelluläre Strukturen kompetitiv erschweren. Hieraus erklärt sich die schon lange bekannte kardioprotektive Wirkung von Mg^{++}-Ionen. Auch in der glatten Muskulatur nimmt das Ca^{++}-Ion bei der Auslösung der Kontraktion eine zentrale Rolle ein. Ca^{++} wird zur Bildung des Ca^{++}-Calmodulin-Komplexes, der die Phosphorylierung der leichten Ketten des Myosins ermöglicht, benötigt. Ca^{++}-Ionen sind also für die Überführung der chemischen Energie in mechanische Arbeit verantwortlich. Somit sind also unterschiedlich günstige Effekte bei einer kombinierten Therapie mit β-Mimetika und Mg^{++} bzw. Ca^{++}-Antagonisten theoretisch denkbar.
Im Nachfolgenden soll auf 2 Fragestellungen eingegangen werden:

1. Erfolgt durch Mg^{++} bzw. Ca^{++}-Antagonisten eine Relaxation der glatten Muskulatur des Uterus?
2. Ist die Applikation von Mg^{++} bzw. Ca^{++}-Antagonisten zur Vermeidung von kardialen Nebenwirkungen sinnvoll?

Kumar et al. [5] konnten anhand von intern registrierten Tokogrammen nachweisen, daß eine kontinuierliche Infusion von 2%igem Magnesiumsulfat bei einer Infusionsgeschwindigkeit von 100 Tropfen/min 40 min nach Infusionsbeginn zu einer deutlichen Reduktion der Wehenfrequenz führte. Eine Beeinflussung des Basaltonus durch die Magnesiumgabe konnten die Autoren nicht beobachten. An Streifenpräparaten vom menschlichen Myometrium, in der Spätschwangerschaft aus dem unteren Uterinsegment entnommen, konnte ab einem Magnesiumgehalt von 2 mmol/l ein mit steigender Konzentration zunehmender hemmender Effekt auf die spontane muskuläre Aktivität gemessen werden. Bei höheren Mg^{++}-Konzentrationen (ab 8 mmol/l Mg) waren die Präparate relaxiert. Spontane Kontraktionen waren nicht weiter zu registrieren. Wie Tabelle 1 zusammenfaßt, erhielten wir bei Konzentrationen von 0,5–2 mmol/l Mg^{++} eine fast lineare Abnahme der Motilität bei Verdoppelung der jeweiligen Mg^{++}-Konzentration.
Auch Ca^{++}-Antagonisten wie Verapamil hemmen in In-vitro-Experimenten die Kontraktilität des graviden Myometriums.
Die durch In-vitro-Experimente mit Mg^{++} bzw. Ca^{++}-Antagonisten erzielten Ergebnisse schienen die Grundlage für ein ideales therapeu-

Tabelle 1. Abnahme der Spontanmotilität bei steigender Mg^{++}-Konzentration (n = 24)

Mg^{++} (mmol/l)	Motilität (Ns)	Amplitude (mN)	Frequenz (1/10 min)
0,5	2,06 ± 0,88	26,6	2,5
1	1,57 ± 0,84	21,8	1,9
2	0,98 ± 0,62	19,8	1,9

tisches Prinzip bei der Tokolyse mit β-Mimetika zu bilden. Magnesium bzw. Ca^{++}-Antagonisten würden die bei der Tokolyse mit β-Mimetika auftretenden Herzwirkungen antagonisieren und gleichzeitig die relaxierende Wirkung am Uterus verstärken, was zu einer Einsparung der β-Mimetika führen würde.

Spätling [8, 9] verabreichte 19 Patientinnen zusätzlich zur herkömmlichen Fenoteroltokolyse oral 10–15 mmol Mg^{++}/Tag. Unter dieser Therapie kam es zu einem leichten Anstieg des Serummagnesiums von 0,74 auf 0,85 mmol/l, zu einer signifikanten Senkung der Kontraktionsfrequenz und zu einer signifikanten Verminderung der Fenoteroldosis. Bei 14 Patientinnen konnte er von einer intravenösen Tokolyse auf eine orale Tokolyse umstellen. Wir haben bei 537 Patientinnen, die ausschließlich i. v. mit Fenoterol behandelt wurden, keinen tokolytikaeinsparenden Effekt ermitteln können (Tabellen 2 und 3).

Tabelle 2. Gesamtdosis Fenoterol

i. v.	∅ Mg^{++}		Mg^{++}	
mg	n	%	n	%
6	169	39,2	20	18,9
10	63	14,6	15	14,2
30	122	28,3	25	23,6
60	36	8,4	18	17,0
120	25	5,8	11	10,3
120	16	3,7	17	16,0
	431	100,0	106	100,0

Tabelle 3. Gesamtdosis Fenoterol bei Index 2

Fenoterol i.v. (mg)	Ø Mg^{++} n	Ø Mg^{++} %	Mg^{++} n	Mg^{++} %
≤ 10	63	54,3	14	51,9
30	38	32,8	9	33,3
> 30	15	12,9	4	14,8
	116	100,0	27	100,0

Zur Frage, ob und in welcher Dosierung Mg beim Menschen am Uterus relaxierend wirkt, haben wir intrauterine Druckmessungen bei intravenöser Gabe von Mg^{++} durchgeführt (Abb. 1).

Bei intravenöser Bolusgabe von 5,4 mmol Mg^{++} konnten wir keine Reduktion der Wehenparameter (Wehenfrequenz, Wehenamplitude, Basaltonus) ermitteln. Diese Ergebnisse veranlaßten uns, die Serummagnesiumkonzentration unter einer kontinuierlichen intravenösen Mg^{++}-Infusion zu messen. Dabei betrug die Gesamtdosis innerhalb von 24 h 32,4 mmol. Wie Tabelle 4 zeigt, fand sich nur ein geringgradiger Anstieg des Serummagnesiums. Aus der Literatur ist bekannt, daß ein relaxierender Effekt auf die Uterusmuskulatur erst bei Serummagnesiumkonzentrationen von 2–3 mmol/l nachweisbar ist.

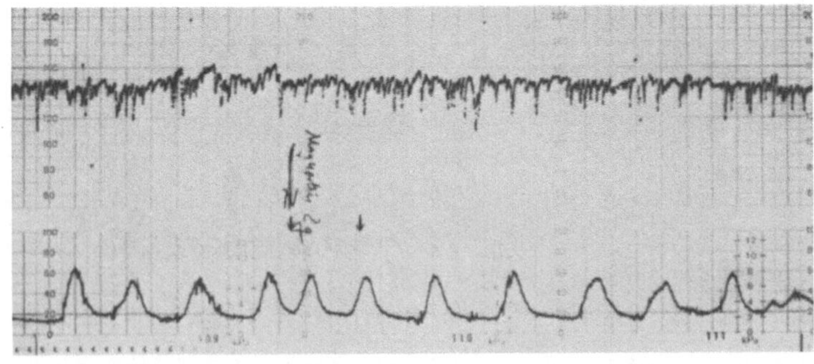

Abb. 1.

Tabelle 4. Serummagnesium nach i. v.-Mg-Gabe (n = 9)

h	$\bar{x}$ (mmo 1/1)	SD (mmo 1/1)
0	0,80	0,06
1/2	0,84	0,14
1	0,90	0,16
2	0,105	0,21
3	0,99	0,15
6	0,86	0,13
24	0,93	0,17

Daß in der Schwangerschaft häufig eine Hypomagnesiämie vorliegt, wird nicht bezweifelt. In einer solchen Situation kann es zu einer Übererregbarkeit der Gebärmutter kommen. In diesen Fällen kann durch die orale Mg^{++}-Gabe ein Mg^{++}-Ausgleich erreicht werden. Nach unseren Erfahrungen liegt die notwendige tägliche Mg^{++}-Dosis zwischen 10 und 20 mmol. Höhere Dosen haben höchstens einen laxierenden Effekt. Jedenfalls kann mit oraler Mg^{++}-Gabe keine Serummagnesiumkonzentration erreicht werden, die einen relaxierenden Effekt auf die Uterusmuskulatur zeitigt.
Die von Fleckenstein u. Grün [2] und seiner Arbeitsgruppe gefundene relaxierende Wirkung der Ca^{++}-Antagonisten auf das menschliche Myometrium konnte in klinischen Experimenten nicht nachgewiesen werden. Eine Uterusrelaxation ist durch Ca^{++}-Antagonisten in den beim Menschen gebräuchlichen Dosierungen nicht erzielbar. Des weiteren konnte nachgewiesen werden, daß durch die zusätzliche Gabe von Ca^{++}-Antagonisten die tokolytische Wirksamkeit von Fenoterol nicht verstärkt wurde.
Seit der Einführung β-mimetischer Substanzen in die Geburtshilfe zur Tokolyse stellen die Wirkungen dieser Substanz auf das maternale kardiovaskuläre System einen limitierenden Faktor dar. Genauso alt sind die Bemühungen der Geburtshelfer, die adrenerge kardiovaskuläre Wirkung zu antagonisieren. Wie von Fleckenstein u. Grün [2] gezeigt werden konnte, kann bei entsprechender Dosierung im Tierexperiment eine Kardioprotektion erreicht werden. Basierend auf diesen Arbeiten wurde von Mosler [6] sowie Weidinger u. Wiest [11]

eine Zusatzmedikation mit dem Ca^{++}-Antagonisten Verapamil zur Tokolyse vorgeschlagen. Bei In-vitro-Versuchen am fetalen menschlichen Herzmuskelgewebe in der Gewebekultur ist ein kardioprotektiver Effekt durch den Ca^{++}-Antagonisten Verapamil nachweisbar. Die Frage der kardioprotektiven Wirkung in vivo auf das maternale kardiovaskuläre System ist von mehreren Arbeitsgruppen anhand von kreislaufdynamischen Messungen untersucht worden. Unter Verapamil bleiben die kardiovaskulären Parameter statistisch unverändert, auch wenn ein vermeintlicher leichter Anstieg des Herzminutenvolumens und ein korrespondierender leichter Abfall des peripheren Widerstands zu erkennen ist. Ein signifikanter Unterschied ließ sich nicht ermitteln. Unter der β_2-Stimulation von Fenoterol zeigen die kardiovaskulären Parameter den bekannten chronotropen und vasodilatatorischen Effekt, der sich unter der zusätzlichen Gabe von Verapamil auch nicht signifikant beeinflussen läßt (Abb. 2).
Bei In-vitro-Befunden am menschlichen fetalen Myokard in der Gewebekultur konnte durch Zsolnai [16] ähnlich wie bei Verapamil

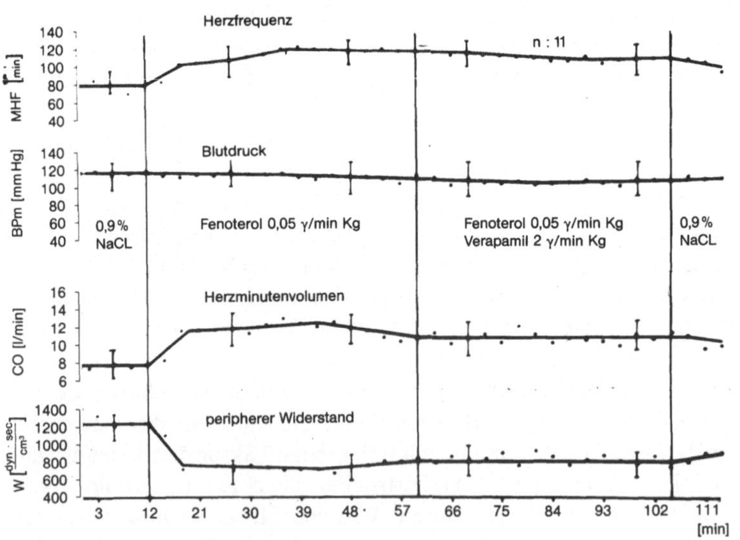

Abb. 2. Die Herzfrequenz, der Blutdruck, das Herzminutenvolumen und der periphere Widerstand während der Infusion von 0,05 μg/min/kg Fenoterol und nach Zugabe von Verapamil 2μg/min/kg

ein kardioprotektiver Effekt von Mg^{++} nachgewiesen werden. Mittels kreislaufdynamischer Untersuchungen haben wir die Wirkung von Mg^{++} auf eine mögliche Kardioprotektion hin untersucht. Wir konnten weder einen negativen inotropen und chronotropen, noch einen vasodilatatorischen Effekt durch das Mg^{++} beobachten.
Vergleicht man die Ergebnisse des Ca^{++}-Antagonisten Verapamil mit denen des physiologischen Ca^{++}-Antagonisten Mg^{++}, so wird augenfällig, daß mit beiden Wirkungsmechanismen in tierexperimentellen Untersuchungen und am menschlichen fetalen Myokard ein kardioprotektiver Effekt möglich ist. Dieser kardioprotektive Effekt ist jedoch klinisch unter In-vivo-Bedingungen nicht nachweisbar. Bei der Kardioprotektion muß man sicherlich 2 Momente unterscheiden: einmal die Hemmung der mechanischen Tätigkeit des Herzens durch Magnesium oder Verapamil und 2. die Hemmung des Ca^{++}-Einbaus, v. a. in die Mitochondrien. Letzteres scheint nach neueren Vorstellungen das Wesentliche zu sein. Es muß jedoch betont werden, daß die klinikübliche Dosierung von Verapamil bei der Tokolyse mit hoher Sicherheit in einem subtherapeutischen Bereich liegt. Bei höheren Verapamildosen ist bei der Kombination mit β-Mimetika eine massive periphere Vasodilatation mit Blutdruckabfall und uteroplazentarer Minderdurchblutung zu erwarten, so daß eine Steigerung der Ca^{++}-antagonistischen Dosis nicht sinnvoll erscheint.

Diskussion

Frage: Ist eine niedrige Mg-Konzentration im Blut zu behandeln?

Wiest: Erniedrigte Mg-Werte im Sinne einer Hypomagnesiämie können durch orale Gabe eines Mg-Präparats gehoben werden.

Frage: In Bayern ist die Mg-Konzentration bei Patienten höher als in Schleswig-Holstein, ist das richtig?

Wiest: Es könnte auf Ernährungsbedingungen zurückgeführt werden. Man muß jedoch auch berücksichtigen, daß bei oraler Mg-Zufuhr teilweise erheblich unterschiedliche Resorptionsquoten vorliegen. Das muß bei einer oralen Gabe von Mg ebenfalls berücksichtigt werden.

Frage: Welche Menge an Mg muß verabreicht werden, um eine kardioprotektive und uterusrelaxierende Wirkung zu erhalten?

Wiest: Es muß eine Mg-Konzentration im Serum zwischen 2–3 m mol/l vorhanden sein (4 und 6 mval/l), um eine kardioprotektive Wirkung zu erreichen. Mit einer Dosierung, die wir angewandt haben – pro Tag 24 Ampullen Magnorbin, etwa 30 mval/Tag – ist der Mg-Wert im Serum zu erhöhen. Man erreicht aber nie Werte, die notwendig sind, um eine Kardioprotektion zu bekommen, und man erhält niemals Werte, die man für eine Uterusrelaxation benötigt. Für eine Uterusrelaxation muß der Serummagnesiumgehalt etwa 6–8 mval betragen. Es sind dazu Infusionsmengen von 150–160 mmol, das entspricht 300 mval/Tag, notwendig.
Mit einer oralen Therapie sind derartige Konzentrationen nicht zu erreichen. Die Patienten bekommen vorher Durchfall.

Literatur

1. Döring HJ (1982) Antagonistische Beeinflussung kalziumabhängiger betaadrenerger Myokardwirkungen durch K^+ und Mg^{++}-Ionen zur Myokardprotektion – bei Verwendung tokolytisch wirksamer Beta-1-Rezeptoren-Stimulanzien. In: Weidinger H (Hrsg) Magnesium und Tokolyse. Verlag Fortschritte der Medizin
2. Fleckenstein A, Grün G (1969) Reversible Blockierung der elektromechanischen Kopplungsprozesse in der glatten Muskulatur des Rattenuterus mittels organischer Ca^{++}-Antagonisten (Iproveratril, D 600 und Prenylamin). Pflügers Arch 307: 26
3. Hiltmann WD (1983) Kreislaufdynamische Untersuchungen zum Problem der Kardioprotektion von Ca^{++}-Antagonisten bei der Tokolyse mit Betamimetika. In: Weidinger H (Hrsg) Magnesium und Schwangerschaft. Bayreuther Gespräch
4. Hiltmann W.D, Wiest W, Grumbrecht C, Weidinger H, Pohl R, Ruffmann R (1978) Das Verhalten des maternalen kardiovaskulären Systems unter Tokolyse. In: Jung, H, Friedrich E (Hrsg) Fenoterol bei der Behandlung in der Geburtshilfe und Perinatologie. Thieme, Stuttgart New York
5. Kumar D, Zourla P, Barnes AG (1963) In vitro and in vivo effects of magnesium sulfate on human uterine contractility. Am J Obstet Gynecol 86: 1036
6. Mosler KW, Rosenboom (1972) Neuere Möglichkeiten einer tokolytischen Behandlung in der Geburtshilfe. Z. Geburtshilfe Perinatol 176: 85

7. Rizvi R, Raza M, Aslam S (1982) Serum magnesium in normal pregnancy und premature labour. Magnesium Bull 1: 78
8. Spätling L, (1981) Orale Magnesiumzusatztherapie bei vorzeitiger Wehentätigkeit. Geburtshilfe Frauenheilkd. 41: 101
9. Spätling L (1982) Einsparung von Tokolytika durch orale Magnesium-Gabe. In: Weidinger H (Hrsg) Magnesium und Tokolyse. Verlag Fortschritte der Medizin
10. Steer H, Petrie HH (1977) A comparison of magnesium sulfate and alcohol for the prevention of premature labour. Obstet Gynecol 129: 1
11. Weidinger H, Wiest W (1971) Behandlung der vorzeitigen Wehentätigkeit mit einem neuen Tokolytikum und Isoptin. Fortschr Med 35/36: 1380
12. Weidinger H, Hofmann WD, Wiest W, Schleich A, Schröter D (1978) Histologische Befunde nach Inkubation von fötalen menschlichen Herzen mit Partusisten In: Hillemanns HG, Trolp R (Hrsg) Kardiale Probleme bei der Tokolyse. Enke, Stuttgart
13. Wiest W (1979) Untersuchungen zum Problem der „drohenden Frühgeburt". Habilitationsschrift, Universität Heidelberg
14. Wiest W, Schleich A, Hoffmann W, Weidinger H, Schröter D, Hiltmann WD, Ruffmann R (1978) Parenchymnekrosen am menschlichen Herzen unter Tokolyse? In: Jung H, Friedrich E (Hrsg) Fenoterol bei der Behandlung in der Geburtshilfe und Perinatologie. Thieme, Stuttgart New York S 151
15. Wiest W, Hiltmann WD, Bauer PK, Schmidt R (1983) Zur Frage der physiologischen Wirkungen von Magnesium bei der Tokolyse. In: Weidinger H (Hrsg) Bayreuther-Gespräch
16. Zsolnai B, Gyevai A (1982) Die Wirkung von Magnesium auf die fetalen Herzmuskelzellen nach Behandlung mit Beta-Mimetika. In: Weidinger H (Hrsg) Magnesium und Tokolyse. Bayreuther Gespräch

Veränderungen kardiovaskulärer Parameter unter der Tokolyse – Möglichkeiten einer Therapie

M. Irmer

Das therapeutische Ziel der Tokolyse ist die Ruhigstellung des Uterus bei drohender Frühgeburt. Diese Wirkung wird bei Gabe von β_2-Stimulatoren zur Tokolyse erwartet. Weniger erwartet, nicht erwünscht und vielfach bagatellisiert werden Veränderungen kardiovaskulärer Parameter.

Diese Erwartungshaltung im Sinne der Möglichkeit einer *selektiven* β_2-Rezeptorenbeeinflussung des Uterus ist zurückzuführen auf die Tatsache, daß in Übereinstimmung mit dem Konzept von Lands et al. [4] – nämlich einer strengen Unterteilung der β-Rezeptoren in β_1- und β_2-Subtypen – heute bereits 3 pharmakologische Substanzgruppen zur Beeinflussung der β-Rezeptoren zur Verfügung stehen:

1. Substanzen (Stimulatoren und Blocker) die die β_1- und β_2-Rezeptoren *gleichzeitig* beeinflussen – auf der Seite der Stimulatoren z. B. Isoproterenol, auf der Seite der Blocker z. B. Propanolol als sogenannte „klassische“ Substanzen.
2. Substanzen (Stimulatoren und Blocker), die *weitgehend selektiv* β_1-Rezeptoren beeinflussen – auf der Seite der Stimulatoren z. B. Prenalterol, auf der Seite der Blocker z. B. Metoprolol.
3. Substanzen (Stimulatoren und Blocker), die *weitgehend selektiv* die β_2-Rezeptoren beeinflussen – auf der Seite der Blocker z. B. Butoxamin, auf der Seite der Stimulatoren z. B. Fenoterol.

In Kenntnis dieser 3 Substanzgruppen und in Übereinstimmung mit der Rezeptorentheorie von Lands et al. [4] fühlt man sich dem therapeutischen Ziel recht nahe, dem Ziel der selektiven Beeinflussung *eines* Zielorgans: im Falle der Tokolyse der Beeinflussung des Uterus.

Die Erreichung dieses therapeutischen Ziels setzt jedoch voraus, daß

1. alle Einzelorgane selektiv mit nur einem β-Rezeptorsubtyp besetzt sind und
2. das Pharmakon selbst eine vollständige Selektivität gegenüber diesem Subtyp aufweist.

Beide Bedingungen sind nicht erfüllt. Neuere Untersuchungen belegen, daß die Verteilung der Subtypen der β-Rezeptoren nicht streng organspezifisch ist; vielmehr gibt es innerhalb der Organe unterschiedliche Variationsmuster, die z. B. im Fall des Uterus zusätzlich abhängig sind von der hormonellen Phase [1, 6].
Weiter haben Untersuchungen mittels Radio-Ligand-Binding-Studien gezeigt, daß die β_2-Rezeptorenstimulatoren nicht streng selektiv nur die β_2-Rezeptoren stimulieren, sondern zu einem geringeren Anteil auch die β_1-Rezeptoren [5]. Das therapeutische Problem liegt also darin, daß eine streng selektive Beeinflussung nur *eines* Zielorgans mit nur *einem* Pharmakon z. Z. nicht möglich erscheint aufgrund

1. der gleichzeitigen Besetzung des Zielorgans mit β_1- und β_2-Rezeptoren in unterschiedlich variierendem Verhältnis und
2. aufgrund der Affinität des eingesetzten Stimulators/Blockers, auch zu dem jeweils gegensinnigen β-Rezeptorensubtyp, dessen Beeinflussung therapeutisch nicht erwünscht ist (Abb. 1).

Aufgrund dieser Probleme wurden in Zusammenarbeit mit der Universitäts-Frauenklinik Freiburg Veränderungen kardiovaskulärer Parameter während Tokolyse und nach Tokolysetherapie systema-

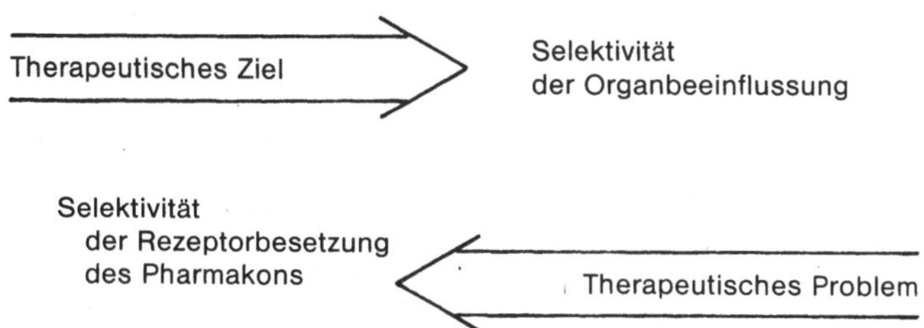

Abb. 1. Therapeutisches Ziel und therapeutische Probleme bei dem Wunsch selektiver β-Rezeptorenbeeinflussung

tisch untersucht [2]. Die Untersuchungen sollten zur Frage der Veränderungen kardiovaskulärer Parameter unter, bzw. nach Monotherapie mit Fenoterol (Gruppe 1) Stellung nehmen, sowie zur Frage der Wirksamkeit einer kardioprotektiven Begleitmedikation mit Verapamil (Gruppe 2) oder Metoprolol (Gruppe 3). Einzelheiten der Untersuchungsführung wurden in früheren Arbeiten dargestellt [2, 3]. Die Dosierung der Basismedikation Fenoterol war in allen 3 Gruppen gleich (0,03 µg/kg/min), ebenso Therapiedauer und anthropometrische Daten der Patientinnen in den 3 Gruppen.

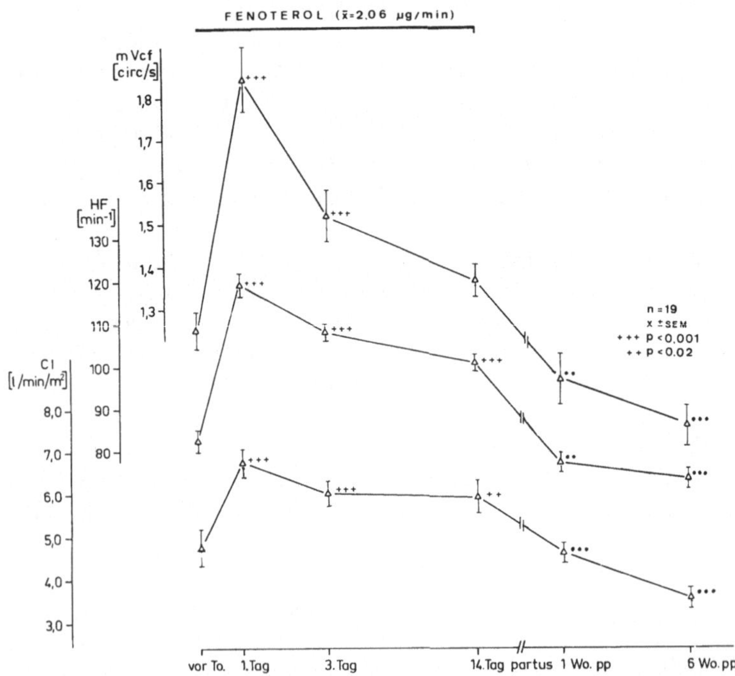

Abb. 2. Veränderungen kardiovaskulärer Parameter unter Tokolysetherapie mit Fenoterol. Dargestellt sind die Veränderungen der echokardiographisch bestimmten mittleren Verkürzungsgeschwindigkeit des linken Ventrikels (mVcf), der Herzfrequenz (HF) und der kardialen Förderleistung (CI) während Tokolyse am 1., 3. und 14. Untersuchungstag. Die rechte Bildhälfte gibt darüber hinaus die Meßwerte für diese Parameter in der 1. und 6. Woche post partum an (x̄ ± SEM)

Abb. 2 zeigt die erheblichen Veränderungen kardiovaskulärer Parameter unter Langzeittokolyse. Es sind die Untersuchungsdaten des 1., 3. und 14. Untersuchungstags der Tokolyse aufgetragen. Am stärksten ausgeprägt ist der Anstieg des inotropiebezogenen Meßparameters der echokardiographisch bestimmten mittleren Verkürzungsgeschwindigkeit des linken Ventrikels (mVcf). Deutlich ist auch der Anstieg der Herzfrequenz, die während der gesamten dargestellten Therapiedauer signifikant über den Ausgangswert erhöht bleibt. Weniger ausgeprägt ist die vorwiegend frequenzbedingte Erhöhung der kardialen Auswurfleistung (C.I.). Die Veränderungen zeigen im Verlauf der Therapie zwar abnehmende Tendenz, jedoch eindeutig die dauerhafte Stimulation der β-Rezeptoren des Herzens.
Das Ausmaß der Abschwächung dieser β-stimulatorischen Effekte des Fenoterol am Herzen durch die jeweilige Begleitmedikation Verapamil (Gruppe 2) oder Metoprolol (Gruppe 3) läßt Abb. 3 erkennen. Die Begleitmedikation mit Verapamil bewirkt nur eine geringe Abschwächung des inotropiesteigernden Effekts des Fenoterol (Meßgröße mVcf) und des frequenzsteigernden Effekts des Fenoterol. Durch die Begleitmedikation mit Metoprolol kommt es dagegen zu einer deutlichen Absenkung des frequenzsteigernden Effekts (Abb. 3b); der positiv-inotrope Effekt des Fenoterols wird nahezu vollständig abgebremst (Abb. 3a).
Zur Frage steht, welche weiteren Veränderungen kardiovaskulärer Parameter mit dem anhaltenden kardiostimulatorischen Effekt des Fenoterol in Zusammenhang gebracht werden können. Aus der Literatur ist bekannt, daß es bei chronischer β-Rezeptorenstimulation des Herzens zu einer Kardiomegalie kommt [7, 9]. In abgeschwächter Form läßt sich dies auch nach Tokolysetherapie erkennen. In der Gruppe der Fenoterolmonotherapie kommt es nach einer Initialphase zu einer kontinuierlichen Zunahme des enddiastolischen linksventrikulären Volumens, so daß noch eine Woche post partum das röntgenologisch bestimmte Herzvolumen signifikant über das einer Kontrollgruppe ohne Tokolysetherapie erhöht ist. Ähnliches gilt für die Therapiegruppe 2 (Fenoterol/Verapamil), in der – wie oben dargestellt – der β-stimulatorische Effekt des Fenoterol nahezu ungebremst wirksam wurde. In der Therapiegruppe 3 (Fenoterol/Metoprolol) dagegen, in der der kardiostimulatorische Effekt des Fenoterol weitgehend reduziert wurde, ist die Herzgröße eine Woche post partum

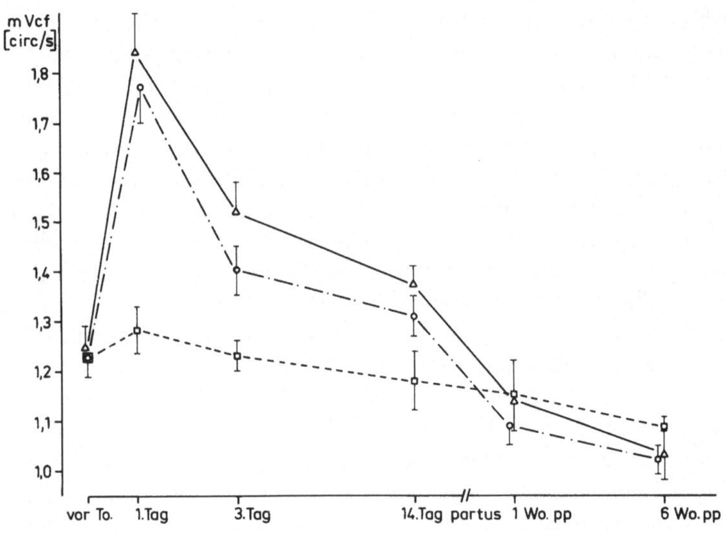

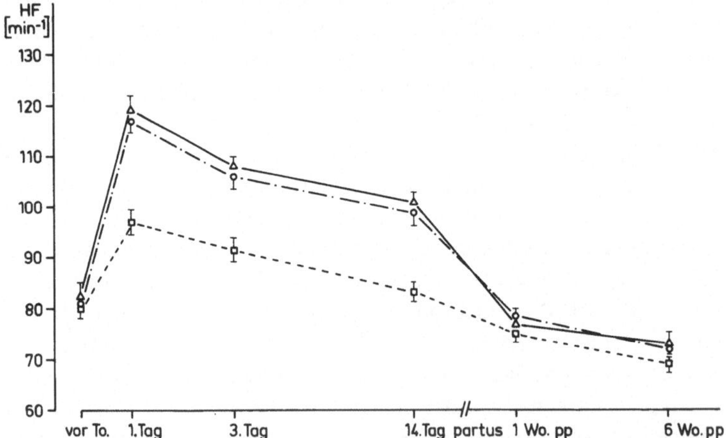

Abb. 3a, b. Veränderungen des inotropiebezogenen Meßparameters der mittleren Verkürzungsgeschwindigkeit des linken Ventrikels (mVcf) *(a)* und der Herzfrequenz (HF) *(b)* unter Fenoterolmonotherapie (F,△), unter Fenoterol/Verapamil (F/V, ○) und unter Fenoterol/Metoprolol (F/M, □). Unter F/V ist eine wesentliche Minderung der durch F bewirkten Effekte nicht zu verzeichnen. Eine deutliche Abbremsung der kardiostimulatorischen Effekte von F ist dagegen unter F/M erkennbar ($\bar{x}\pm$ SEM)

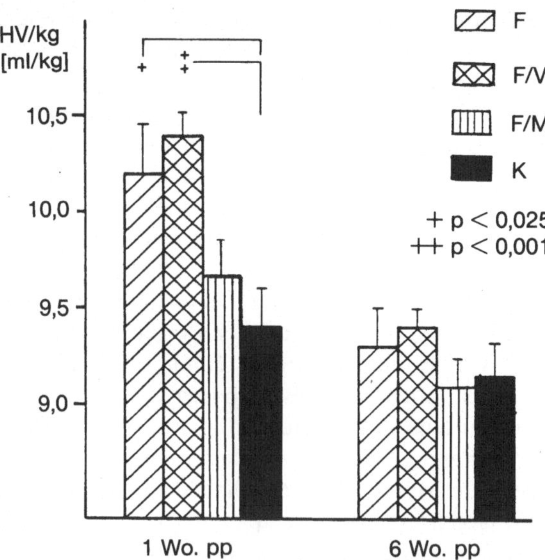

Abb. 4. Darstellung der unterschiedlichen Herzgrößen (röntgenologisch bestimmtes Herzvolumen/kg KG = HV/kg) in den Therapiegruppen Fenoterol, Fenoterol/Verapamil und Fenoterol/Metoprolol im Vergleich zu einer Kontrollgruppe, bei der keine Tokolysetherapie erfolgte, zu den Zeitpunkten 1 Woche post partum und 6 Wochen post partum ($\bar{x} \pm SEM$)

nicht signifikant gegenüber einer Kontrollgruppe ohne Tokolysetherapie erhöht (Abb. 4).

Die durch β-Rezeptorenstimulation tierexperimentell induzierbare Kardiomegalie ist histologisch u.a. charakterisiert durch eine Zunahme des Bindegewebegehalts im Myokard [7]. In diesem Zusammenhang sind die Ergebnisse von Herzkatheteruntersuchungen 6 Wochen post partum in den genannten 3 Gruppen bemerkenswert. In den Therapiegruppen, in denen der kardiostimulatorische Effekt des Fenoterol wirksam wurde (Fenoterolmonotherapie und Fenoterol/ Verapamil) wird bei einer Herzkatheteruntersuchung 6 Wochen post partum bei einem Großteil der Patientinnen unter Belastung ein über

die Norm erhöhter Pulmonalkapillardruck gemessen. In der Therapiegruppe Fenoterol/Metoprolol, in der der kardiostimulatorische Effekt des Fenoterol während Tokolyse dagegen abgebremst wurde, wird diese Veränderung nicht beobachtet. Aufgrund des Vergleichs der Therapiegruppen kann gefolgert werden, daß die chronische β-Rezeptorenstimulation des Herzens als Nebenwirkung der Tokolyse zu einer leichten, wenngleich reversiblen Vergrößerung des Herzens geführt hat und im Einzelfall zu einer leichten linksventrikulären Funktionsstörung in Form eines erhöhten linksventrikulären Füllungsdrucks unter Belastung. Diese Veränderungen kardialer Funktionsparameter lassen sich durch Begleittherapie mit Metoprolol, die den kardiostimulatorischen Effekt des Fenoterol weitgehend abbremst, offensichtlich verhindern.
Eine kardioprotektive Begleittherapie bei Tokolyse im Hinblick auf die Mutter muß jedoch auch Auswirkungen auf den Fetus berücksichtigen, ebenso wie eine mögliche Gefährdung des Therapieerfolgs.
Eine Gefährdung des Therapieerfolgs besteht nach den in der Universitäts-Frauenklinik erarbeiteten Daten nicht – gemessen an klinischen Parametern wie Tokolysedauer und Prolongationsindex [10]. Abb. 5 zeigt am Einzelbeispiel eines CTG, daß die tokolytische Wirkung des Fenoterol durch die anschließende Gabe des Metoprolol nicht gemindert wird. Diese Ergebnisse sind inzwischen durch intrauterine Druckmessungen bestätigt [11].
Auch konnte in dem von uns beobachteten Patientengut eine augenfällige negative Auswirkung auf den Fetus nicht beobachtet werden. Auch diese Ergebnisse wurden inzwischen von anderer Seite bestätigt [8].

Zusammenfassend müssen folgende Tatsachen festgehalten werden:

1. Unter Tokolysetherapie mit sog. selektiven β_2-Stimulatoren (z.B. Fenoterol) kommt es zu langanhaltenden kardiostimulatorischen Effekten im Sinne einer chronischen β-Rezeptorenstimulation des Herzens.
2. Eine post partum nach Tokolysetherapie nachweisbare leichte Herzvergrößerung und im Einzelfall nachweisbare linksventrikuläre Funktionsstörungen können als klinisches Äquivalent der tierexperimentell bekannten „isoproterenolinduzierbaren Kardiome-

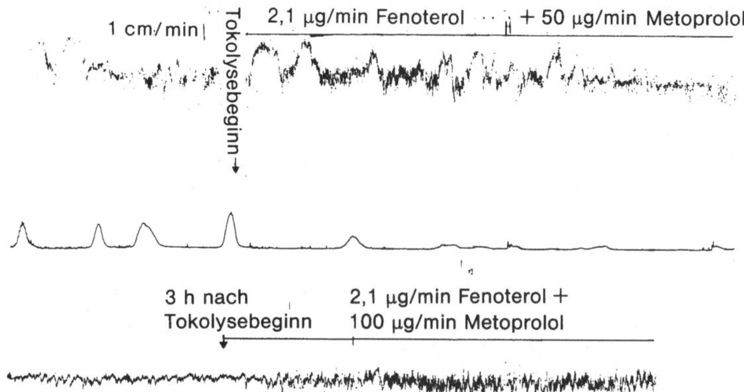

Abb. 5. Beispiel für ein externes Kardiotokogramm (CTG) vor Tokolysetherapie (oberer Teil der Abbildung). Diese wird mit einer Fenoterolmonotherapie i. v. eingeleitet. Nach 15 min Kombination mit Metoprolol i. v. für 2 h in einer Dosis von 50 μg/min. Der untere Teil der Abbildung zeigt das externe CTG der gleichen Patientin 3 h nach Tokolysebeginn unter der Kombinationstherapie Fenoterol (2,1 μg/min) und Metoprolol (100 μg/min).

galie" gelten – in offenbar zeitlichem und kausalem Zusammenhang mit der chronischen β-Stimulation des Herzens während Tokolysetherapie.

3. Die Veränderungen kardialer Funktionsparameter während Tokolysetherapie und die Veränderungen nach Tokolysetherapie lassen sich durch die Begleittherapie mit Verapamil nicht wesentlich beeinflussen.
4. Eine Kardioprotektion bezüglich der Reduzierung kardialer Funktionsveränderungen während der Tokolyse und in Form einer Abschwächung pathologischer Veränderungen kardialer Meßgrößen nach der Tokolysetherapie ist bisher nur für die β_1-Blockade mit Metoprolol nachgewiesen.
5. Das therapeutische Ziel einer Uterusrelaxation durch β_2-Stimulatoren wird durch die gleichzeitige β_1-Blockade nicht beeinträchtigt.
6. Nachteilige Auswirkungen einer β_1-Blockade auf den Fetus bei β_2-Stimulation zur Tokolyse sind bisher nicht nachgewiesen worden.

Literatur

1. Hedberg A, Minnemann KP, Molinoff PB (1979) Regional distribution of beta-1-and beta-2-adrenoceptors in the right atrium and left ventricle of the cat and guinea pig heart. Br J Pharmacol, 66: 505
2. Irmer M, Trolp R, Pohl C, Steim H, Hillemanns HG (1980) Klinische Anwendung einer kombinierten Beta-2-Stimulation und Beta-1-Blockade bei der Tokolyse-Therapie. Arzneimittelforsch 30 (I): 105
3. Irmer M, Trolp R, Pohl C, Steim H, Hillemanns HG (1981) Akut- und Langzeitbehandlung mit Metoprolol/Fenoterol im Vergleich zu Verapamil/ Fenoterol aus cardiologischer Sicht. In: Ablad B, Heidenreich J, Irmer M, Jung H (Hrsg), Betablockade und Tokolyse Witzstrock, Baden-Baden .
4. Lands AM, Arnold A, McAncliff JP, Ludena FP, Brown FG (1967) Differentiation of receptor system activated by symphaticomimetic anmies. Nature 214: 597
5. Manalan AS, Besch H, Watanabe AM (1981) Characterisation of (3H) carazol binding to beta-adrenergic receptors. Circ Res 49: 326
6. Nahorski SR (1981) Identification and significance of beta-adrenoceptor subtypes. Trends Pharmacol Sci 2: 85
7. Pfitzer R, Knieriem HJ, Dietrich H, Herbertz G (1972) Hypertrophie des Rattenherzens nach Isoproterenol (Morphometrische, elektromikroskopische, autoradiographische, zytophotometrische und biochemische Befunde). Virchows Arch [Cell Pathol] 12: 22
8. Spelger G, Wiest W, Kachel W, Schlicker H, Hiltmann WD, Freier S (1982) Parameters in the newborn infant following tokolytic therapy in the mother with and without cardioselective beta-blockade In: Jung H, Lamberti G, (eds) Betamemetic drugs in obstretics and perinatology. Thieme, Stuttgart New York
9. Stanton HC, Brenner G, Mayfield ED (1969) Studies of isoproterenol-induced cardiomegaly in rats. Am Heart J 77: 72
10. Trolp R, Irmer M, Bernius U, Pohl C, Steim H, Hillemanns HG (1980) Tokolyseerfolge unter Fenoterol-Monotherapie und Fenoterol in Kombination mit einem kardioselektiven Beta-Blocker. Geburtshilfe und Frauenheilkd 40: 602
11. Wiest W, Hiltmann WD, Hettenbach A, Schneider J (1982) Effect of combined tocolytic therapy with fenoterol and metoprolol on uterine contractions an maternal metabolism. In: Jung H, Lamberti G (eds) Betamimetic drugs in obstretics and perinatology. Thieme, Stuttgart New York, p 226